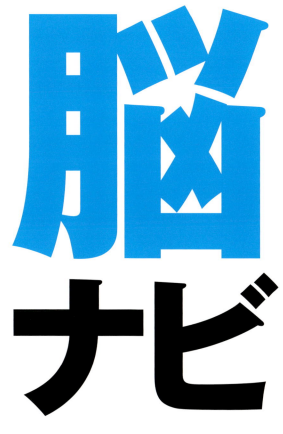

脳ナビ

超ビジュアル解説！

著●竹内 京子　元・帝京平成大学教授

医学教育出版社

はじめに

　21世紀は「脳科学の時代」といわれて2001年の幕が上がりました。今世紀、神経科学分野の発展はめまぐるしいものがありますが、それだけ、今まで明らかでなかったことがたくさんあったということになります。

　「脳」を理解しないで、「生きること」「生きていること」という生命現象を理解することはできないと、医学・生理学を学ぶ者は誰もが知っています。そして、脳が生命活動の最高中枢であることも周知の事実である一方、実は誰も「脳」を本当には理解できていないということも知っています。それゆえに、私たちは常に新しい情報を受け入れながら「脳」について理解を深めようとしているのです。しかし、その反面、学生たちにとっては、覚えるべき内容、理解すべきことが倍増となり、「神経系」が苦手という学生も増えています。

　本書は、解剖学が苦手、特に神経系は大の苦手という学生や、神経解剖学の勉強が初めてという他分野の出身者でも気楽に読める新しいタイプの解剖学書です。ややこしいことほど、まずはシンプルに基本から、という考えのもと、「脳」を中心に、神経系を整理してみようということで本書の編纂が始まりました。

　説明に付された用語のほとんどは図に記載されていますが、そこまで詳しく覚える必要がないというところでは、図に記載されていない場所もあります。気になる方は、解剖学の成書をご覧ください。

　用語の和名は日本解剖学用語を中心に医学の臨床現場で用いられている言葉です。学名は『Terminologia Anatomica』を、英名は学名に併記されている英語が用いられています。

　難しい漢字や、読みにくい漢字、漠然とした印象を与えるカタカナ語は、「被殻（ひかく）」「橋（きょう）」「刺激（ストレッサー）」のようにフリガナ（ルビ）が付されています。分野によって異なる用語の使い方がある場合などには、「コラム」として注釈がつけら

れていますので参考にしてください。また、カタカナ語をそのまま用いる場合には、なるべく原語の併記や意味を加筆して、理解の助けとなるように工夫されています。

内容は、1章では「脳」の位置や形、構造、最小限度の働きについて学び、2章では脊髄の概要、3章では脳と末梢との連絡網（伝導路）を中心に学び、4章では「脳」の働きが実際の身体の動きにどのように関わっているのかを、実例を通して考えてみるようになっています。最後の5章では簡単で基本的な動きが紹介されています。ここでの動きは、身体の動きを通して神経系に刺激を与えてみよう、神経の働きを意識しながら動いてみようという意図で勘案されたものです。

本書の編纂には多くの方々の支援をいただきましたが、そのほとんどの方が「脳」については専門外でした。聞いたことはあるけれども実際には模型も含めて立体的にみたことがなく、また、理解していたようで実は全く違ったものとして捉えていた、ということもありました。作図や編集にはある程度の知識が必要ですが、私にとっての最初の読者はこのスタッフの皆様で、「脳」について「分からない」ということの「分からなさ」がどのようなことであるのか、たくさん教えていただきました。おかげで、本書の発刊にたどりつけたものと思っています。

本書が「脳」について学ぶ一助となれば幸いです。

竹内 京子

目次

1章 脳の解剖 ... 1

脳の概要 ... 2
脳のつくりと区分 ... 4
脳の各部の働き ... 12
大脳 ... 14
間脳 ... 28
脳幹 ... 34
小脳 ... 42
古い脳と新しい脳 ... 46

2章 脊髄と他の構造物 ... 49

脊髄のつくりと働き ... 50
その他の構造物 ... 58

3章 神経系 ... 69

神経系とは ... 70
脳神経 ... 72
脊髄神経 ... 84
神経系の機能的分類 ... 86
神経細胞 ... 94
情報の伝わり方 ... 97
神経の伝導路 ... 100

4章 脳と身体のつながり　111

運動と脳　112
脳内活動　128
記憶と脳　132
加齢と脳　134
疲労と脳　136
痛みと脳　138
障害と脳　141
脳の可塑性　144

5章 脳神経トレーニング　149

脳神経の動きと感覚　150
脳を鍛えるエクササイズ　158
脳へのリハビリ　176

さくいん　182
用語解説　184

● **3DCG イラストについて**
本書で使用されている 3DCG イラストは、有限会社ラウンドフラットから提供されたものです。本イラストの著作権は、有限会社ラウンドフラットに帰属します。

©2017 医学教育出版社
本書の内容の一部あるいは全部を、無断で（複写機、コピー機、スキャナー、デジタル化などいかなる方法によっても）複写複製・転載することは、著作権法が定める例外を除き、著作権を侵害する行為です。個人的に又は家庭内で使用する場合であっても、代行業者等の第三者に依頼してスキャンしたりデジタル化することは、著作権侵害です。個人的に又は家庭内で使用する目的で作成した複製物を、その他の目的で譲渡することも、著作権侵害です。

1章

脳の解剖

脳は「神経系」の主役として
情報の「受取」「統合・貯蔵」「出力」という
3つの大きな働きをしています。
この章では、脳のつくりと働きについて紹介していきます。

脳の概要

身体の中で、脳はどんな役割を担っているのでしょうか。
まずは、その概要からみていくことにしましょう。

脳とは

脳は、全身の動きを制御（コントロール）している器官です。主な働きは3つです。

脳の役割

脳（のう：brain）は、全身の働きの大部分を制御しています。自発的な行動はもちろん、身体の内外からの刺激（ストレッサー）に対して、眠っているときも起きているときも、身体がうまく対応できるように働いています。そのため、常に集まってくる情報を分析し、貯え、思考・学習しています。脳の主な働きには次の3つがあります。これらの働きを複雑に制御しているのが脳なのです。

❶ 出力（司令塔）

脳は身体の各所（末梢）にさまざまな指令を出しています。神経系の司令部が脳にあります。

❷ 受取（情報収集）

脳は、一方通行的に指令を出すだけではなく、身体の内外（末梢）からの情報を受け取る場所でもあります。

❸ 統合・貯蔵（思考と記憶）

脳は、末梢から集まった膨大な情報をまとめ、分析し、脳内の各部同士と互いに連絡を取り合い、考える場所です。また、経験や知識を記憶として貯えておく貯蔵庫としての働きももっています。

図1 脳の役割

脳は頭部にあり、全身の働きを制御している場所。
情報の「受取」「統合・貯蔵」「出力」という3つの大きな働きをしている。

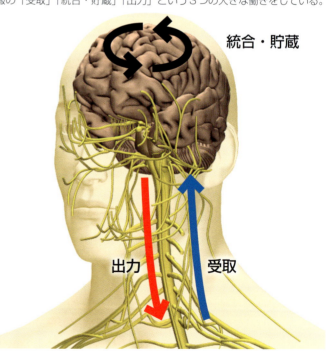

脳は中枢神経である

脳は「神経系」の主たる要員(メンバー)であり、脊髄と合わせて「中枢神経」に分類されます。神経系には、ほかに「末梢神経」というグループがあります。末梢神経は、中枢神経と身体の各器官を連絡している神経です。脊髄および末梢神経については2章以降(p.49)で解説します。

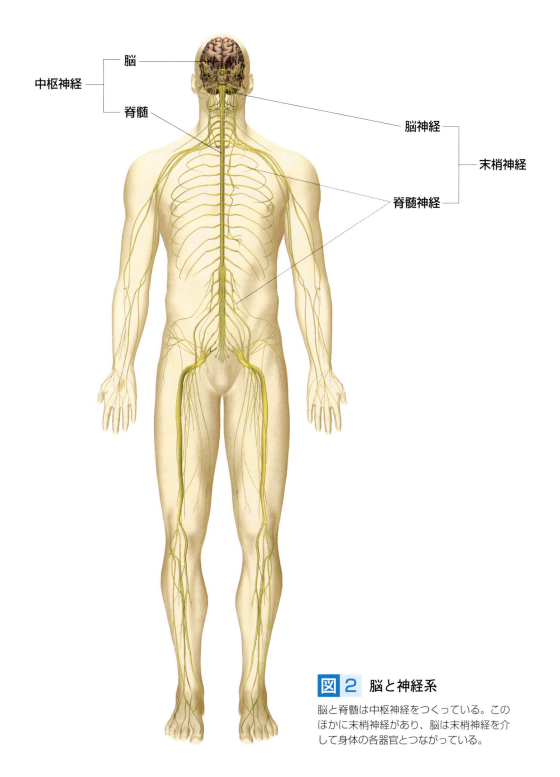

図2 脳と神経系

脳と脊髄は中枢神経をつくっている。このほかに末梢神経があり、脳は末梢神経を介して身体の各器官とつながっている。

脳のつくりと区分

脳はなぜ、このような不思議な形をしているのでしょうか。
脳のつくりと区分を具体的にみていきましょう。

脳の形状

脳は非常に柔らかい器官で、表面にはいくつかの大きな溝が入っています。

質感・重さ・大きさ

脳は、豆腐のように柔らかい器官です。成人で1,200～1,400 g（平均約1,300g）ほどの重さがあり、両手のひらにちょうど乗る大きさです。脳の表面には、胡桃のような形のしわ（脳回）があり、その間には溝（脳溝）があります。ちなみに、日本人にとって脳の質感は「豆腐」ですが、欧米では「柔らかめのゼリー」にたとえられます。

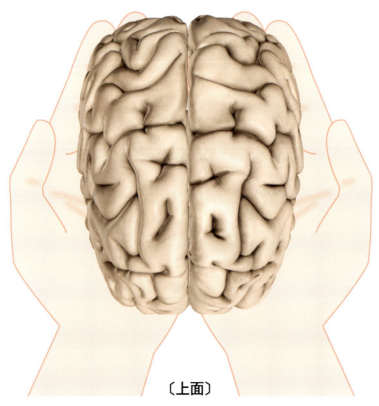

〔上面〕

図3　脳の質感と大きさ

脳は豆腐のように柔らかく、両手のひらに乗る大きさである。

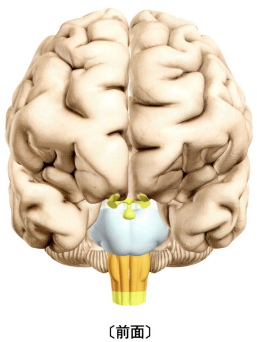
〔前面〕

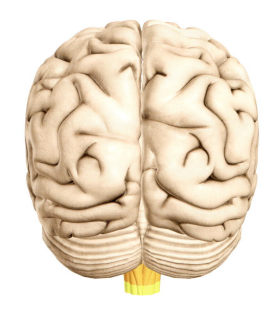
〔後面〕

図 4 脳の形

脳はみる角度によってそれぞれ特徴的な形をしている。

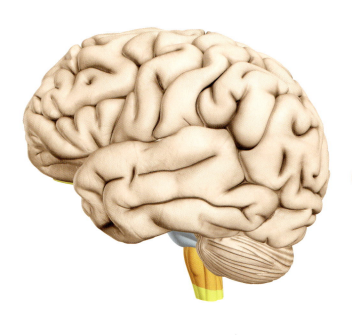
〔左側面〕

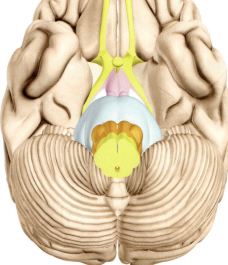
〔下面〕

色

　脳の断面は、灰色がかった白い色のところとそれよりやや白いところの2色に区別できます。灰白色の部分は「灰白質」とよばれ、神経細胞の本体（神経細胞体）が集まっているところです。白色の部分は「白質」とよばれ、神経細胞から出た長い突起が集まっているところです。長い突起は神経線維ともいわれますが、これを取り囲んでいる髄鞘（ミエリン鞘）が光を透過しにくく反射するため、灰白質より白っぽくみえるのです。

　灰白質は、大脳や小脳では表面に近い「皮質」という部分にみられます。ほかに、深部の「髄質」とよばれる白質の部分にも大小さまざまな大きさの塊として存在しています。髄質（白質）の中に埋め込まれた状態の灰白質は、「核（神経核）」とよばれます。核は脳全体にみられます。特に、間脳・中脳・橋・延髄では、皮質・髄質という領域の区別はなく、灰白質は周囲が白質に囲まれた「核」の状態で存在しています。

　このほかに、灰白質と白質が細かく混ざっていて、肉眼ではっきり色分けできないところもあり、このような場所は「網様体」とよばれます。

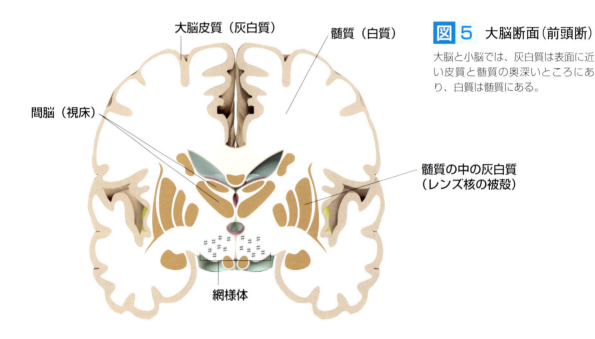

図 5　大脳断面（前頭断）

大脳と小脳では、灰白質は表面に近い皮質と髄質の奥深いところにあり、白質は髄質にある。

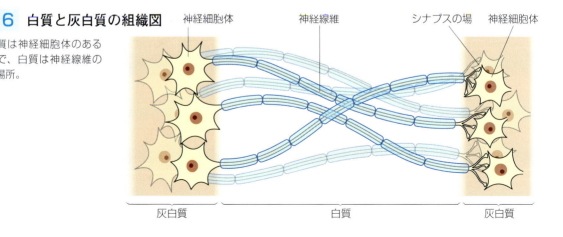

図 6　白質と灰白質の組織図

灰白質は神経細胞体のある場所で、白質は神経線維のある場所。

脳の保護

　脳は柔らかく、重要な器官なので、衝撃や揺れから強固に守られています。脳を覆っている構造物には、硬い頭蓋骨とその外表の毛髪、皮膚（頭皮）などがありますが、このほかにも頭蓋骨の内部では、髄膜、髄液（脳脊髄液）（p.60）などが脳を保護しています。脳がさまざまな組織（構造物）で幾重にも守られているのは、それだけ、脳が大切な器官だからです。

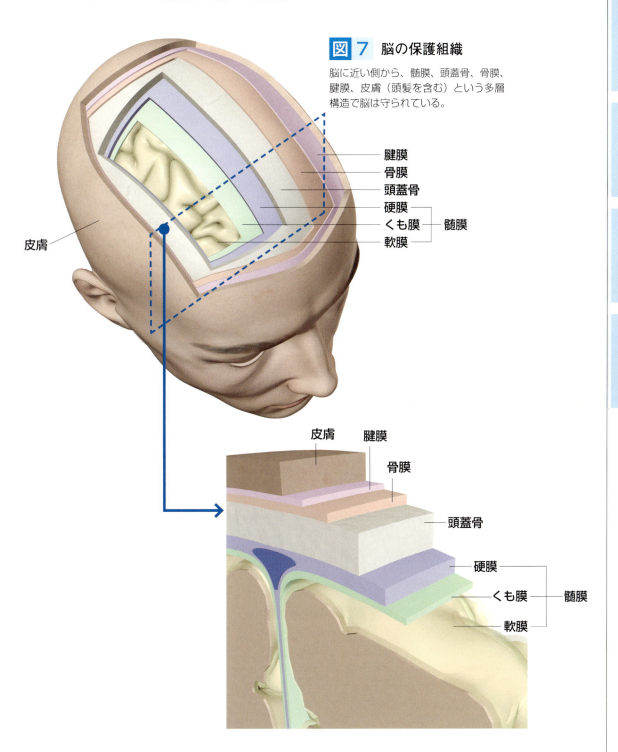

図7　脳の保護組織

脳に近い側から、髄膜、頭蓋骨、骨膜、腱膜、皮膚（頭髪を含む）という多層構造で脳は守られている。

脳の細胞

神経系の細胞には「神経細胞」と「神経膠細胞」の2種類があり、全体の形状からさまざまな名称がつけられています。

脳の神経細胞／ニューロン（しんけいさいぼう：neuron）

　神経細胞はニューロンともいいます。形態的にみていくときは「神経細胞」、機能の話が入ってくるときは「ニューロン」といいます。

　脳の神経細胞の数は、脳全体で1,400〜2,000億個になるといわれていますが、神経細胞は種類によって形も働きも違っています。

　大脳皮質の主な神経細胞は、錐体細胞、顆粒細胞、紡錘細胞です。錐体細胞は細胞体の形が「四角錐（ピラミッド）」にみえる細胞で、連絡する相手の細胞の働きを活性化させます。顆粒細胞は樹状突起が少なく、細胞体が小さく粒状にみえる細胞で、情報処理に関わっています。紡錘細胞は細胞体が紡錘状で、皮質の深層にいる細胞です。大脳皮質では、この3種のほかに、水平細胞、マルチノッティ（Martinotti）細胞、大顆粒細胞など7種を加えた10種類ほどが確認され、6層構造をつくっています（p.21）。

　小脳皮質の主な神経細胞は、プルキンエ細胞です。樹状突起が非常に発達している細胞で、発見者の名前がつけられています。これを含め、全部で5種類が確認され、3層構造をつくっています（p.44）。

図8　脳にみられる神経細胞の代表

神経細胞にはさまざまな種類がある。

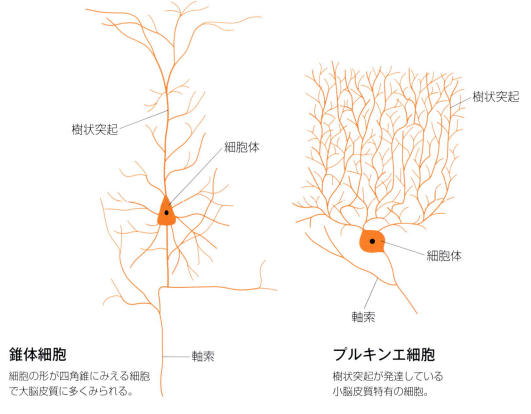

錐体細胞
細胞の形が四角錐にみえる細胞で大脳皮質に多くみられる。

プルキンエ細胞
樹状突起が発達している小脳皮質特有の細胞。

神経膠細胞／グリア細胞／ニューログリア
（しんけいこうさいぼう：glial cell）

　脳の神経膠細胞の数は、神経細胞の10倍あるといわれています。中枢神経の神経膠細胞は「星状膠細胞（アストログリア：astroglia）」、「希突起膠細胞／乏突起細胞（オリゴデンドログリア：oligodendroglia）」、「小膠細胞（ミクログリア：microglia）」、そして「上衣細胞」の4種です。星状膠細胞は、神経細胞の栄養や代謝産物の循環に関わり、希突起膠細胞は神経線維の髄鞘をつくります。小膠細胞は食作用をもち、中枢神経を守っています。上衣細胞は脳室の壁を裏打ちしていますが、その一部は脳脊髄液をつくる脈絡叢を構成しています。

図9　神経膠細胞
神経膠細胞は神経を守り、活動を支えている。

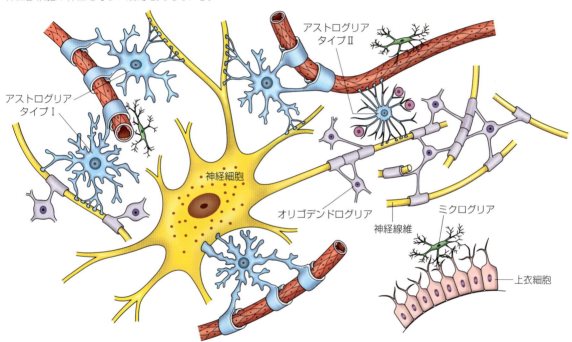

神経細胞の数　column

　大脳皮質には100〜180億個の神経細胞が、大脳基底核を含めた大脳全体では数百億個の神経細胞があるといわれています。小脳には1,000億個、脳全体では2,000億個ほどになるようです。

　神経膠細胞は、神経細胞の十〜数十倍あるといわれていますが、脳の細胞の数については本当のところは不明です。ちなみにヒトの細胞は40〜100兆個の間といわれています。

脳の区分

脳の区分のしかたにはいくつかあります。ここでは、「解剖学的区分」「発生学的区分」「機能的区分」の3つを紹介します。

解剖学的区分（形態学的区分）

脳は、解剖学的に大脳、間脳、小脳、中脳、橋、延髄の6部に分けられています。大脳を表す別名に「終脳」や「大脳半球」という言葉があります。また、間脳と中脳を含む「大きな塊」全体を大脳とする場合もあります。

延髄の別名は「球」といいます。臨床分野では、病名（球麻痺：延髄性の麻痺）や伝導路（皮質球路：皮質延髄路）に使われています。

図10 脳の解剖学的分類

解剖学的区分とは、見た目による区分のこと。それでみると、脳は延髄より上の領域で6部に分けられている。

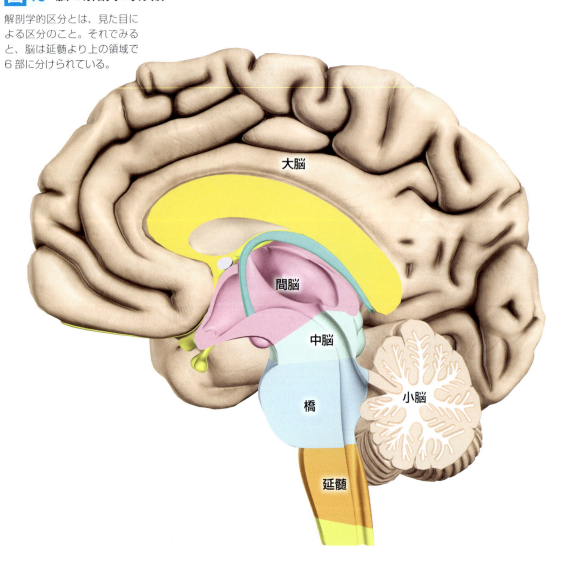

発生学的区分（個体発生学）

　発生の初期の中枢神経系は「神経管」という名前の、中が空洞の管状の構造をしています。神経管の上方が「脳」、下方が「脊髄」になります。空洞の部分は「脳室」や「脊髄の中心管」などになります。

　将来の脳になる部位には、3つのふくらみ（脳胞）ができ、横からみた位置によって「前脳胞」「中脳胞」「後脳胞（菱脳胞）」と名づけられています。その後の発生学的変化は、下表の通りです。大脳半球は、前脳胞の正中部の両脇が外側に大きくふくらんだ部分です。

＊注）完成した脳がどのようにできあがってきたかで区分していくのが「発生学的区分」、個人の身体ができてくるようすを学ぶのが「個体発生学」。

＊注）末梢神経は、「神経堤」という中枢神経系とは別の細胞集団からできてきます。

機能的区分

　機能的区分は、形態学的分類とほぼ同じですが、中脳・橋・延髄は機能的グループとして一つにまとめられ「脳幹」とよばれます。間脳が脳幹の仲間に加わる場合もあります。

ヒトの脳の発生と区分

発生時				生後の区分	
一次脳胞		二次脳胞		完成	機能的区分
前脳胞（前脳）		終脳		大脳（大脳半球）	大脳
		間脳		間脳（視床、視床下部他）	間脳（広義の脳幹）
中脳胞		中脳		中脳	脳幹
後脳胞（菱脳胞）		後脳		前方 橋 / 後方 小脳	脳幹 / 小脳
		髄脳		延髄（球）	

＊注）上記以外にも、「前脳」から発生してくる全ての部分を「（広義の）大脳」とよび、間脳も含む場合があります。また大きい「脳の塊」という概念で、中脳も含めて「大脳」とする場合もあるので、脳の区分に関する用語は確認が必要です。

＊注）図中に付された「＊」は、長い脊髄の途中を省略して尾端（青）をつけていることを表しています。

column

大きさによる区分と中脳

　脳を大きさ（サイズ）で区分すると、一番大きい塊が文字通り「大脳」で、それより小さな塊が「小脳」です。それならば中脳は、大脳と小脳の中間の大きさかというと、中脳は小脳よりもずっと小さな塊です。大きさと名称が一致していないのは、発生時の位置関係にあります。中脳は、大脳と小脳の間の、中間の位置（中脳胞）から発達した脳であって、大きさによるものではないのです。

脳の各部の働き

脳の各部はそれぞれ異なる機能をもっています。解剖学的につけられた名称とは別に、機能に基づく部位の名称があるので整理しておきましょう。

大脳・間脳・脳幹・小脳の働き

脳の各部には、それぞれ異なった機能が備わっていて特徴的な働きをしています。また、それらが連携することで脳全体の働きをつくり出しています。

大脳

　脳の中の最高司令部で、情報を集め、思考し、判断して身体を動かします。間脳以下の働きに影響を与え、脳幹や脊髄を通して骨格筋に信号を送り、骨格筋を直接制御しています。大脳の内部には、さらに機能別グループが多数あります。

間脳

　感覚情報の中継と処理、本能、情動をつかさどる場所で、喜怒哀楽、欲望などの情報を大脳に送ります。自律神経機能の中枢があり、ホルモン産生の調節なども行っています。疲労情報も大脳に送っています。自律神経機能について述べるとき、間脳を脳幹の仲間に入れる場合があります。

脳幹

　中脳・橋・延髄は、脳と脊髄を連結する部分として「脳幹」という一つの機能的グループをつくっています。このグループに、間脳を加えることもあります。
- **中脳**……視覚・聴覚情報の処理、体性運動反射、意識の保持に関わります。
- **橋**………小脳と視床への感覚情報の中継を行い、無意識的体性および内臓性運動の中枢があります。
- **延髄**……視床への感覚情報の中継を行います。内臓機能調節に関わる自律神経中枢（消化・呼吸など）があり、経験や知識を記憶として貯えておく貯蔵庫としての働きももっています。

小脳

　複雑な体性運動の統合を行っています。脳・脊髄にある体性運動中枢からの出力の調整、運動に関わる感覚情報の受け取り、無意識の動きの調整に関わっています。

図11 脳の各部の名称

大脳、間脳、中脳、橋、延髄、小脳は解剖学的な部位の名称。脳幹は機能に基づく部位の名称。

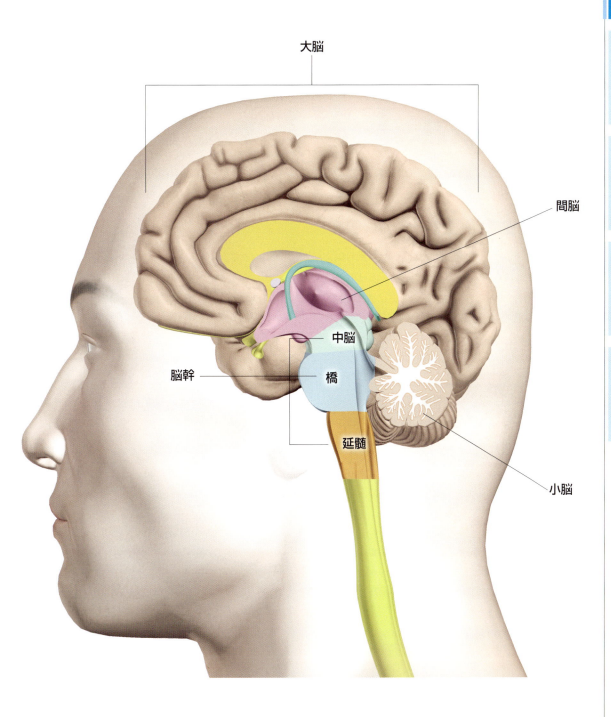

大脳 （だいのう：telencephalon, cerebrum）

ヒトの大脳は、脳の最上端部にあり、脳の中で大きな部分を占めています。
卵円形をしていて、主に感覚を認知し、思考し、運動をつかさどる場所です。

大脳の構造と機能

大脳は「大脳半球」「終脳」ともよばれます。目的によって使い分けられるのが普通です。

さまざまな呼称

大脳は、「大脳」「大脳半球」「終脳」と 3 通りのよび方があります。一般的には「大脳」とよばれることが多く、本書でもこの名称で解説していきます。

大脳は、ほぼ左右の大脳半球で占められていることから、構成上の単位として「大脳半球」が用いられています。

ほかの動物と比較するときには「終脳」という名称が使われます。発生学的に最後に完成した脳なので、そうよばれます。ちなみに、学名の「telencephalon」は「遠いところにある脳」という意味です。

大脳表面の形状

大脳の表面にはたくさんのしわと、左右を分ける大きな裂け目があります。

左右の半球

大脳は「大脳縦裂」とよばれる正中部の大きな裂け目によって左右の半球に分かれています。左右の半球を隔てているのは、大脳縦裂の間にある「大脳鎌」とよばれる脳硬膜の一部です。分かれた左右の半球は「脳梁」によってつながります。

大脳と小脳との間にも深い裂け目があり、これを「小脳横裂（大脳小脳裂）」といいます。ここにも、脳硬膜の一部（小脳テント）が仕切りとして入り込んでいます。このほかに間脳と大脳との間には「大脳横裂」という裂け目がありますが、これは外からはみえません。

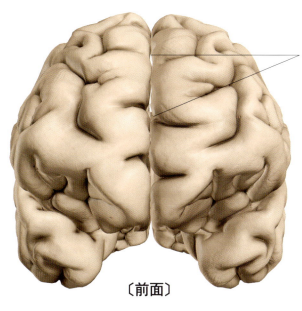

大脳縦裂

図12 左右の半球と大脳縦裂

大脳は、大脳縦裂によって左右の半球に分かれている。左右の半球の大きさは、必ずしも等しくはない。

〔前面〕

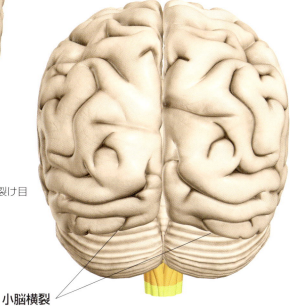

図13 小脳横裂

大脳と小脳との間には深い裂け目「小脳横裂」がある。

小脳横裂

〔後面〕

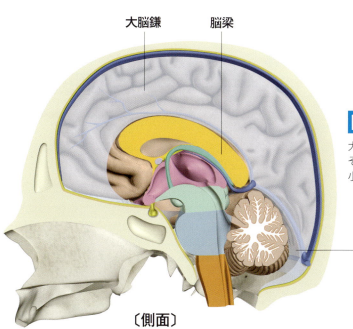

大脳鎌　脳梁

図14 大脳鎌と小脳テント

大脳の左右の半球は大脳鎌で隔てられているが、その奥の脳梁で一つにつながる。大脳と小脳は小脳テントで隔てられている。

小脳テント

〔側面〕

大脳のしわ：大脳回と大脳溝

　大脳や小脳の表面にはたくさんのしわがあります。このしわは、隆起した部分と溝からできています。大脳のしわで、隆起した部分を「大脳回（cerebral gyrus）」、溝を「大脳溝（cerebral sulcus）」とよびます。小脳にも同じようなしわがあり、それぞれ小脳回、小脳溝とよばれます（p.42）。

　大脳のしわを伸ばすと2,200～2,600cm²くらいになります。約50cm四方（1辺が47～51cm）の大きさです。このしわのおかげで、脳は頭蓋の中に収まることができます。成長に伴って脳の表面積が増えると、しわの数も増えます。

　大脳回や大脳溝が織りなす模様（しわの入り方）には個人差があるものの、主要な部分は共通しています。大脳溝の中で共通する大きな溝は、「外側溝（シルビウス溝：sylvian fissure）」「中心溝（ローランド溝：fissure of Rolando）」「頭頂後頭溝（parieto-occipital sulcus）」（内側面にみえる）の3つです。

大脳の葉（よう：lobe）

「葉」とは、大きな溝で区切られた領域（エリア）をいいます。大脳の表面は、外側溝、中心溝、頭頂後頭溝と脳のくびれ部分（後頭前切痕）を結んだ線によって「前頭葉」「頭頂葉」「後頭葉」「側頭葉」の4つの葉に分かれています（図16）。さらに、外側溝の深部にこの4つの葉の一部に覆われた「島（島葉）」があります（図17）。また、解剖学用語には定められていませんが、側下方で脳幹の周囲を取り囲んでいる「古い皮質」の領域を「辺縁葉」（図19）として区別することがあります。

- **前頭葉（frontal lobe）**
  大脳前端から中心溝まで
- **頭頂葉（parietal lobe）**
  中心溝～頭頂後頭溝まで
- **後頭葉（occipital lobe）**
  内側は頭頂後頭溝から大脳後端まで
  外側は頭頂後頭溝と後頭前切痕を結ぶ線より後方
- **側頭葉（temporal lobe）**
  外側溝より下の領域
- **島（島葉：insula）**
  外側溝の深部（p.18）
- **辺縁葉（limbic lobe）**
  内側下方で脳幹の周囲を取り囲んでいる領域（p.19）

「葉（よう）」の意味　　column

　肉眼的に中身が詰まった臓器（器官）を実質器官といいます。実質器官の代表的な臓器には肝臓、肺、脳があります。肝臓は血管の枝分かれに、肺は気管支の枝分かれに対応していくつかの領域が大別されています。この大別された領域が、一般的に「葉」とよばれているところです。血管や気管支を「木の枝」、枝とその周りを「葉（葉っぱの塊）」という関係に見立てているわけです。

　脳の場合は、肝臓や肺とは構造が異なり、血管の枝分かれでは領域をはっきりと区分けすることができません。その代わり、大脳と小脳の領域は、深く明瞭な「脳溝」で区分されています。この領域に対して、内臓でも用いられている「葉」が使われているのです。

図15 大脳回と大脳溝

隆起した部分が大脳回で、溝が大脳溝。

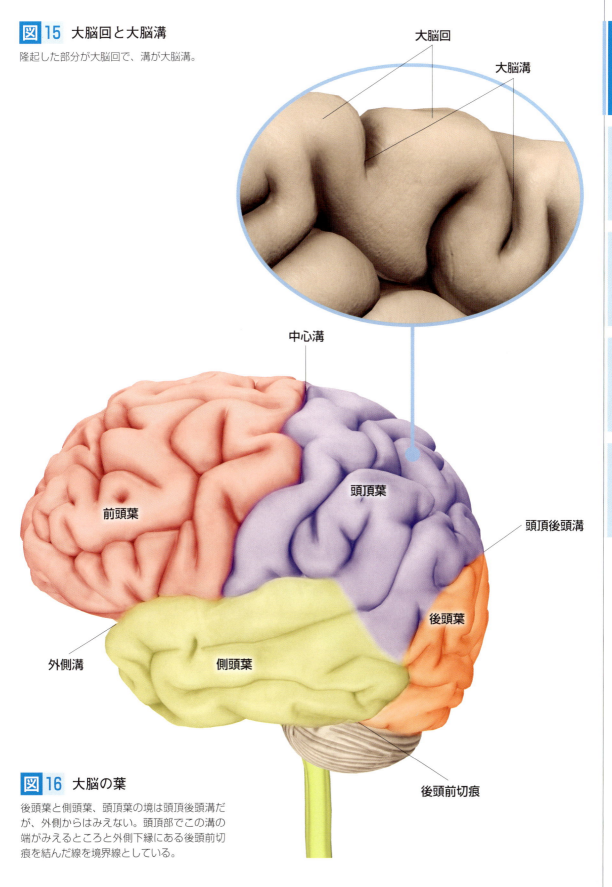

図16 大脳の葉

後頭葉と側頭葉、頭頂葉の境は頭頂後頭溝だが、外側からはみえない。頭頂部でこの溝の端がみえるところと外側下縁にある後頭前切痕を結んだ線を境界線としている。

島（とう：insula）

　島（島葉）は外側溝を押し広げると、その底にみえてくる大脳皮質の部分です。弁蓋（前頭葉、頭頂葉、側頭葉の一部）に覆われていて、完成した脳では外からはみえません。弁蓋は、それぞれ前頭弁蓋、頭頂弁蓋、側頭弁蓋とよばれます。弁蓋の根元と島皮質の境界は島輪状溝（環状溝）とよばれる浅い脳溝で区切られています。「終脳の独立した葉」とする説と、「側頭葉の一部である」という説があります。

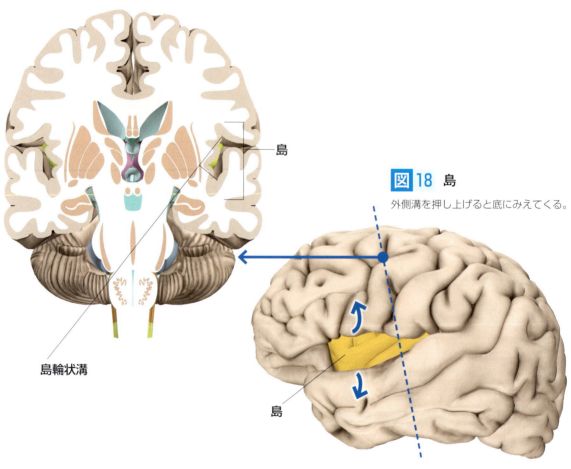

図17　島を通る断面
島（島葉）は外側溝の深部にある。

島輪状溝

図18　島
外側溝を押し上げると底にみえてくる。

島

---

column

「島」という名前の由来

　大脳皮質という広い大海原の中に、「島」のように、小さな皮質領域が区別されることからその名前がつきました。同じものに膵臓の「膵島」があります。こちらは、たくさんの外分泌腺細胞の集団を海にたとえ、その中に内分泌腺細胞の小さな集団が点在しているようすから膵臓の島、「膵島」として名づけられています。「膵島」は発見者の名前をとって「ランゲルハンス島」ともよばれています。

辺縁葉（へんえんよう：limbic lobe）（古い皮質）

辺縁葉という言葉は、P. ブローカ（Pierre Paul Broca）が1878年、発生学的に古い皮質に対してつけた名称です。脳梁周囲を環状に取り巻いている古い皮質領域（原皮質、古皮質、中間皮質）のことで、帯状回と海馬傍回を中心に、海馬体（歯状回、海馬、海馬台など）や、前頭葉下部の後眼窩回などが含まれます。嗅脳領域とほぼ一致して、機能的には大脳辺縁系との関わりが大きい領域です（p.25）。

図19 辺縁葉
脳梁周囲を環状に取り巻いている古い皮質領域。

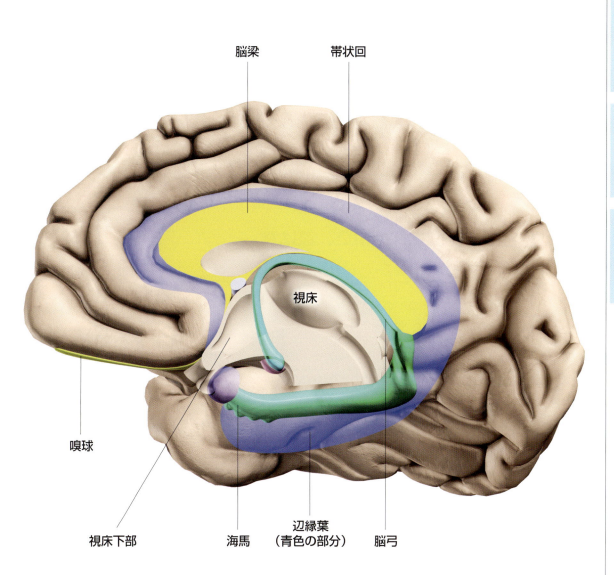

大脳の内部構造

大脳は、表層の皮質と深層の髄質に大別されますが、そこには解剖学的にたくさんの構造があり、機能的にも多くの集団（グループ）が形成されています。

大脳皮質 （だいのうひしつ：cerebral cortex） と髄質 （ずいしつ：cerebral medulla）

大脳皮質の厚さは2〜3mmほどで、この中には神経細胞体と短い枝（突起）がたくさんみられます。大脳皮質は灰白質です。この層の直下の髄質は白質で、主に神経細胞の長い枝（突起、神経線維）の束からなり、脳の各部を互いに結んでいます。

大脳の白質（髄質）には、脳の中を連絡するたくさんの神経路（神経線維の束）が通っています。また、この白質の中には神経細胞の集団がつくる「核」があります。

外套 （がいとう：pallium）

外套とは大脳皮質（灰白質）と皮質直下の髄質の白質を併せた領域をいいます。「皮質下の白質」は、大脳髄質全体から大脳核とその周囲の白質部分を除いた領域のことです。外套という言葉は、大脳の内部構造を大別するときに使われます。この場合の大脳は、外套、大脳核、側脳室に大別されます。

column
皮質は皮側、髄質は実の中心、核は種

皮質と髄質という言葉は、中身が詰まった臓器（実質器官）を観察する場合に使われます。中身（実質）は外側を皮（被膜）に包まれていますが、このとき、皮に近い実質部分を「皮質」とよび、芯に近い実質部分を「髄質」とよびます。

脳の場合、皮（被膜）は髄膜で、実質は脳全体です。そして、実質である脳の中に皮質と髄質があります。

ちなみに、髄質の中にある灰白質（核）は、たとえるなら「種」のようなものです。

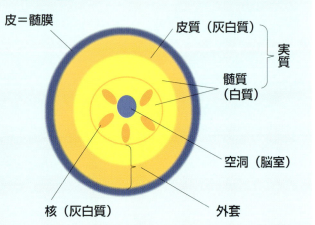

大脳皮質の発生学的区分

　大脳の表面に近い「皮質」は、発生学的に新しい皮質と古い皮質に分けられます。皮質の90%は系統発生学的に新しい皮質（新皮質）で、爬虫類以降の動物で発達してきました。残りの10%は魚類から両生類の時代に出てきた古い皮質（古皮質および原皮質）で、新皮質に隠れた奥深いところに位置しています。なお、古い皮質の中で比較的新しい皮質を中間皮質として区別する場合もあります。

大脳皮質の層構造

　大脳皮質には10種類ほどの、いろいろな形や大きさの神経細胞が層をなし、新皮質では、表面から6層（分子層、外顆粒層、外錐体細胞層、内顆粒層、内錐体細胞層／神経細胞層、多形細胞層）が区別されます。しかし、場所により層の厚さは違っています。たとえば、運動野では第Ⅳ層が薄く、第Ⅴ層が厚くなっています。古い皮質では、3〜5層構造で、やはり場所によって層の厚さが異なります。3層の場合は、分子層、錐体細胞層、多形細胞層です。

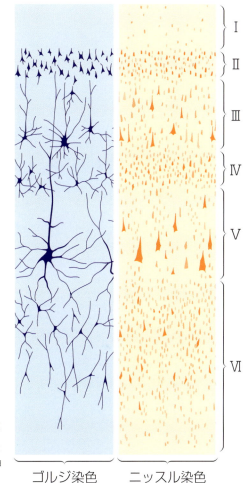

図20　大脳皮質（運動野）の6層構造

大脳皮質（新皮質）は、Ⅰ：分子層、Ⅱ：外顆粒層、Ⅲ：外錐体細胞層、Ⅳ：内顆粒層、Ⅴ：内錐体細胞層／神経細胞層、Ⅵ：多形細胞層の6層構造になっている。

ゴルジ染色　　ニッスル染色

column

その他の層構造

　発生の途中も含めて、一度は6層構造をもつ皮質を「等皮質」とよび、6層構造をとらない部位を「不等皮質」とよびます。新皮質は等皮質、古い皮質は不等皮質になります。

　また、新皮質においても、胎生期から完成まで完全な6層構造を示す皮質を「同型皮質」といい、層の増減が起こる場合を「異型皮質」と区別することがあります。

嗅脳 （きゅうのう：rhiencephalon）［古皮質：paleocortex　嗅脳系］

大脳半球前方の内側部の底面（前頭葉から側頭葉にかけて）にあり、前部（嗅葉：嗅球、嗅索、嗅三角）と後部（有孔質、辺縁葉の梁下野と終板傍回）からなります。

嗅脳は、嗅覚に関係していて、系統発生学的に魚類の時代からあり、脳の中で一番古い部分です。ヒトの嗅脳は退化していて小さく、痕跡的な部分になっていますが、系統発生学的に古い動物では嗅脳のような古い皮質が脳の大部分を占めています。

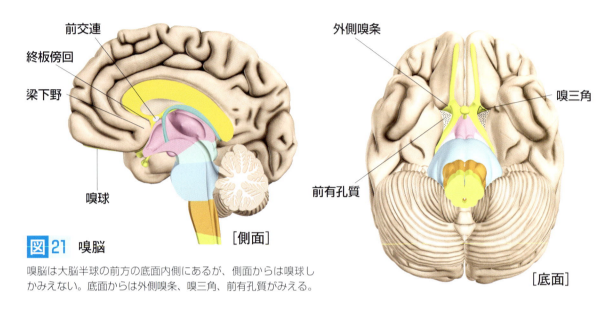

図21　嗅脳

嗅脳は大脳半球の前方の底面内側にあるが、側面からは嗅球しかみえない。底面からは外側嗅条、嗅三角、前有孔質がみえる。

脳梁 （のうりょう：corpus callosum）［白質］

脳梁は、左右の大脳半球の連絡をしている場所で、大脳縦裂の底部に位置します。左右の大脳半球を結んでいる神経線維（交連線維）が集まっていて、学習した識別能力、知覚上の経験、記憶などの働きについて半球間の連絡に重要な役割を果たしています。

脳梁が傷害を受けて切断されると（分離脳）、身体動作が左右バラバラになってしまいます。たとえば、右手で服を着ながら左手で脱ごうとする、という矛盾した行動が生じます。

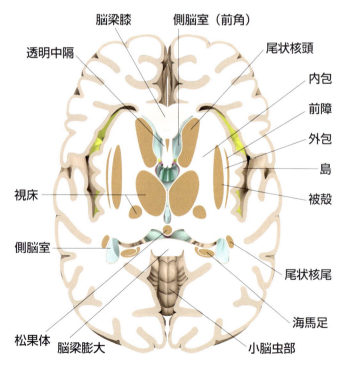

図22　脳梁

脳梁は左右の大脳半球を連絡している重要な場所。

脳弓（のうきゅう：fornix）[白質]

脳梁の腹側（下方）に位置し、海馬体（海馬傍回）から出て、乳頭体と海馬傍回の鈎の間をつなぐ弓状の神経線維の束で、左右一対あります。この中を通る神経線維は、記憶に関わる重要な伝導路をつくっています。

機能的には、Papez（パペッツ）の回路（陳述記憶）に関わります。これは、「海馬→脳弓→乳頭体→乳頭体視床路→視床前核→帯状回（第24野）→海馬」を回る閉鎖回路のことです。持続的に興奮することで情動が生まれ、記憶に関与するとされています。

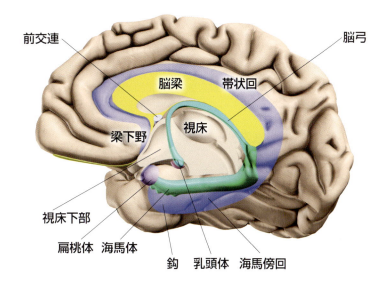

図23 脳弓
脳梁の下方に位置する弓状の神経線維の束。

透明中隔（とうめいちゅうかく：septum pellucidum）[灰白質]

左右の大脳半球の内側面で、脳梁と脳弓の間にある薄い一対の透明中隔板（灰白質板）とその間の狭い透明中隔腔で構成されています。成人では透明中隔腔が閉鎖することがあります。左右の大脳半球の境（中隔）となり、側脳室の内側の壁になっています。透明中隔は大脳皮質の一部で、中隔野後部の一部が分離されたものです。

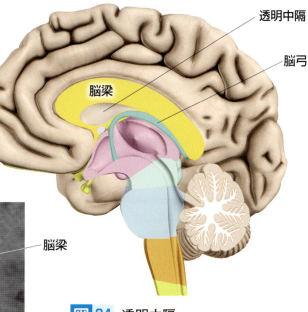

図24 透明中隔
左右の大脳半球の内側面、脳梁と脳弓の中間にある。

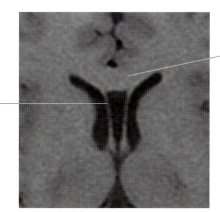

（写真提供：慶應義塾大学病院予防医療センター　百島祐貴）

海馬（かいば：hippocampus）

海馬は大脳側頭葉の内側部にあります。歯状回と海馬傍回の皮質下の核の一つです。機能的に海馬を含む海馬体全体（大脳辺縁系の一部）を海馬とよぶこともあります。

広義の海馬（海馬体）は大脳辺縁系の重要な構成要素で海馬は脳のさまざまな部位からの入力を結合し、出力路を介して内分泌、内臓の機能、情動の形成などに影響を与えています。海馬の連合機能は陳述記憶の長期記憶への変換過程をつかさどるといわれていますが、短期記憶も海馬に一時的に貯蔵されるという点については、見直しが必要となっています。Papezの回路は、海馬体から始まり、海馬体に戻ってくる記憶の閉鎖回路です。これにより、海馬に集まった情報が強化されます。

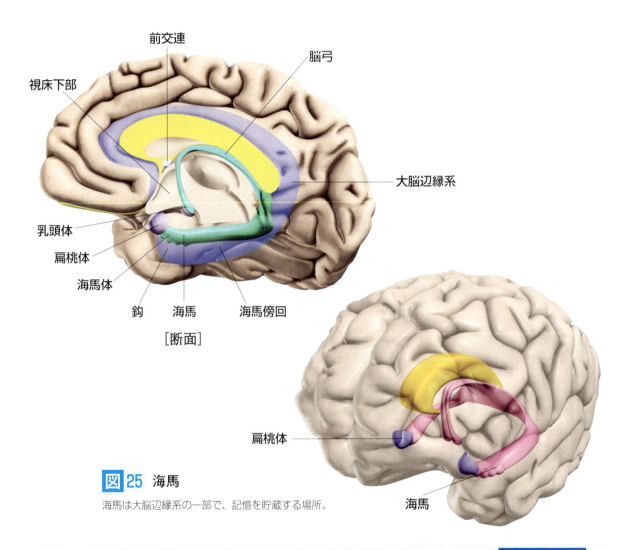

図25　海馬
海馬は大脳辺縁系の一部で、記憶を貯蔵する場所。

column

海馬の由来

「海馬」という名称は、ギリシャ神話に出てくる半馬半魚（hippocampus）の尾に形が似ていることからつけられています。海馬の別名は「アンモン角」で、こちらは、エジプトの太陽神「アンモン」の頭部にある「羊の角」の形が、海馬と似ていたことに由来しています。

大脳辺縁系（だいのうへんえんけい：limbic system）

　辺縁葉を含む機能的なグループとして、大脳辺縁系があります。これは、辺縁葉（辺縁皮質）とそこに密に連絡する扁桃体や中隔核、視床下部を合わせたもので、脳幹、視床、大脳皮質感覚野、連合野とも連絡しています。

　大脳辺縁系の機能は、自己保存と種族の維持に関係しています。これはヒトと動物に共通にみられる機能です。そして、基本的な生命活動（食・飲行動や性行動などの本能行動、怒りや快感・不快感などの情動行動）の調節を行っています。また自律機能の総合中枢である視床下部との関連も深く、睡眠欲、意欲などの本能、神秘的な感覚、睡眠や夢などをつかさどり、記憶や自律神経活動に関与しています。

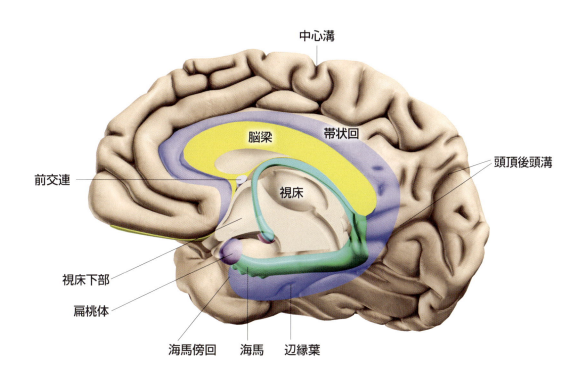

図26　大脳辺縁系
辺縁葉（辺縁皮質）に連絡する扁桃体などを併せたものが大脳辺縁系。

大脳基底核（だいのうきていかく：basal ganglia）

　大脳基底核（大脳核）は大脳の最深部の髄質（白質）の中にある、灰白質の塊です。ここには、尾状核、レンズ核（被殻と淡蒼球）、前障、扁桃体という神経核があります。解剖学的（発生学的）には、これらは大脳基底核に含まれますが、機能的には尾状核、レンズ核の被殻と淡蒼球のみが大脳基底核（狭義）になります。扁桃体は、過去には大脳基底核の一員でしたが、現在は大脳辺縁系の一員と考えられています。さらに、広義の大脳基底核では、機能的につながりのある間脳の「視床下核」や中脳の「黒質」が仲間に加わります。

　大脳基底核は、機能的には大部分が錐体外路系に関わります。小脳とも密接に関係し、運動の調節（運動の開始と終了）に関係しています。目的に適した動きは促進させ、不必要な動きは抑制するように働いています。大脳基底核が傷害を受けると、姿勢筋緊張、歩行の異常など、基底核疾患に特有の運動低下や不随運動などの運動障害が出やすくなります。

図27　大脳基底核の構造

大脳の最深部にあり、複数の核によって構成されている。

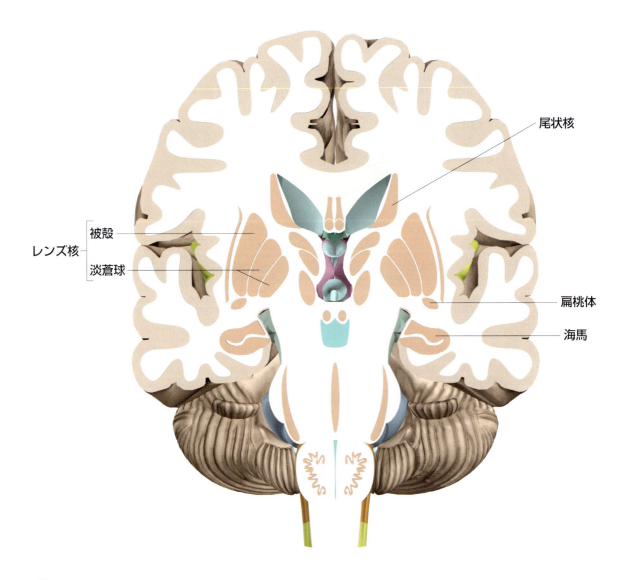

・尾状核（びじょうかく：caudate nucleus）
　側脳室のすぐ外側に位置し、オタマジャクシのような形で側脳室の外側壁の凹みにはまりこんでいます。頭部は前方に向き、尾部は後下方に曲がっています。尾状核と被殻は、帯状に並ぶ多数の灰白質（線条）により連絡しています。
　尾状核は、脳の学習と記憶システムにおいて重要な役割を担っていると考えられています。
　尾状核と被殻は発生学的に起源が同じで、合わせて「（新）線条体」とよばれます。

・レンズ核（れんずかく：lentiform nucleus）
　レンズ核は、「被殻」と「淡蒼球」からなります。尾状核と視床の腹外側にある大きな核です。円錐形で断面が厚い凸レンズを思わせるところからその名がつきました。被殻が外側（皮質側）、淡蒼球（旧線条体）が内側に位置します。被殻は、機能的には尾状核と一体になり、（新）線条体として働きます。この（新）線条体では、被殻が運動機能を、尾状核が精神系機能をつかさどっています。腹側の尾状核頭と被殻前部は、報酬、快感、嗜癖、恐怖などの感覚に重要な役割を果たすと考えられています。
　淡蒼球は、間脳の一部として発生した後に、終脳内に移動し、被殻と合わせてレンズ核の一員になりました。内節と外節に区分され、視床の働きなど神経機能に関わっていると考えられています。

・前障（ぜんしょう：claustrum）
　島の皮質のすぐ内側、被殻との間にある薄い板状の灰白質です。働きはいまだに明らかにされていません。

・扁桃体（へんとうたい：amygdala）
　側頭葉の内側面の前端近くに位置しています。今では、大脳基底核のグループではなく、大脳辺縁系に属しています。嗅覚、自律機能、錐体外路系に関係しています。
　ヒトの扁桃体を刺激すると、怒りや恐れ、安定した気分の状態まで大きな変化を引き起こします。扁桃体は感情の増幅器として機能することから、この部位が傷害を受けると感情面に強く影響が出ます。

図28　大脳基底核の分類

大脳基底核の分類は複雑なので、解剖学用語であるかどうか理解した上で機能を理解したい。

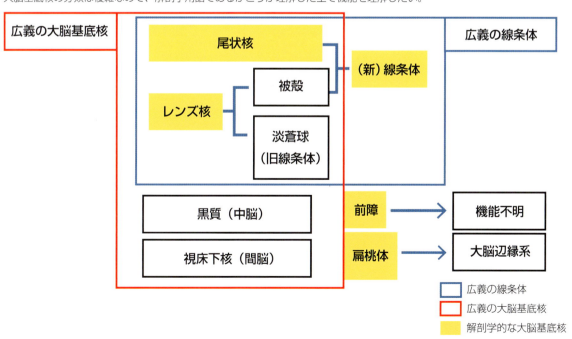

間脳 (かんのう：diencephalon)

左右の大脳半球の間に挟まれた位置にあり、
本能的な行動や感情をつかさどっている脳です。

間脳の構造と働きと区分

間脳は、その名の通り左右の大脳に挟まれ、大脳の脳梁と中脳の間に位置しています。間脳は、情報伝達の中継基地です。

間脳の構造

左右の大脳半球に挟まれた領域で、背側（上）には脳梁、腹側（下）には中脳があります。間脳以下延髄までは、表層が白質で、その中に灰白質（核）が埋め込まれています。左右の間脳（視床）は、間に側脳室から続く第三脳室を挟んでいます。

間脳の働き

間脳の視床は、大脳半球に出入りするほぼすべての信号を中継する、情報伝達の主な中断基地です。入ってくる信号は、嗅覚以外のすべての感覚信号を含み、特に視覚と関係が深いと思われたため、この名称がつきました。

間脳は、大脳が思考して理性的な行動に働くのに対し、本能的な行動や感情をつかさどります。また、自律神経系の最上位中枢もあります。

間脳の区分

間脳全体の5分の4を占めるのが「視床」とよばれる灰白質（核）です。間脳は「視床脳（広義の視床）」と「視床下部」に大別されます。広義の視床はさらに視床上部、背側視床、視床後部、腹側視床に分かれます。

間脳
- ・視床脳（広義の視床）：多数の神経核の集合体
  - ・視床上部：手綱、手綱三角、松果体、後交連（ヒトでは発育が悪い）
  - ・背側視床（狭義の視床）：前結節、分界条
  - ・視床後部：内側・外側膝状体
  - ・腹側視床：ヒトでは退化。背側と視床下部との間の領域、錐体外路系に属する部分
     視床網様核、視床下核、不確帯
- ・視床下部（自律神経の最上位中枢）
  - ・終板
  - ・視神経交叉、視索
  - ・下垂体漏斗、下垂体後葉
  - ・乳頭体

図29 間脳の各部

間脳は左右の大脳半球、脳梁（上方）と中脳（後下方）の間にある。間脳のほとんどは視床で占められる。

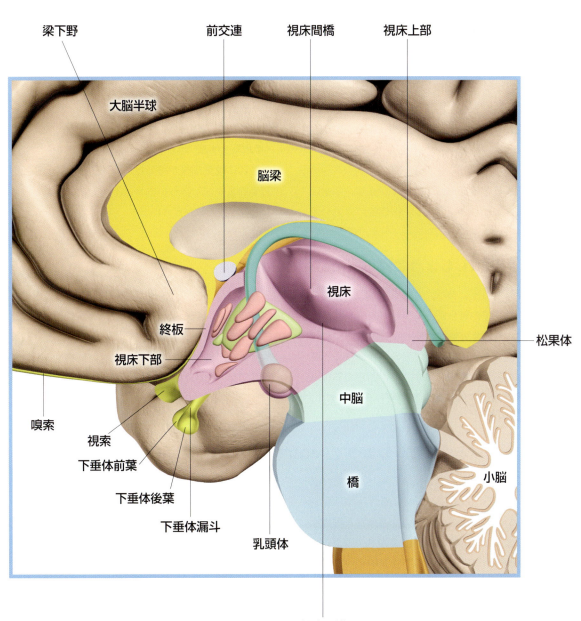

視床脳（ししょうのう：thalamencephalon）

視床脳（広義の視床）は大脳半球と同じように左右にあり、第三脳室の両側にあります。主な働きは感覚情報の中継ぎと処理です。

視床上部（ししょうじょうぶ：epithalamus）

第三脳室の上後部を挟む位置にあります。視床上部の主な神経核は、「手綱核」です。さらに、内分泌系の「松果体」と白質の「手綱」「手綱交連」「視床髄条」「後交連」、第三脳室の上皮性「蓋板」からなります。

・松果体

後方からみると松ぼっくりに似ています。手綱によって間脳につながっています。機能的には内分泌腺の一つで、メラトニンを分泌して概日リズムの調節をしています。また、視床下部の性腺刺激ホルモン放出ホルモンの抑制に働きます。

・手綱核と手綱

ここに嗅覚線維が終わり、嗅覚系と脳幹の連絡をしていますが、詳しい働きは不明です。嗅覚が鋭敏な動物はこの核が大きいです。

視床後部（ししょうこうぶ：metathalamus）

視床の後外下方部にあり、大脳脚前端の外側にあたります。ここに内外２個の隆まりがあり、内側を内側膝状体、外側を外側膝状体といいます。内側膝状体の中の内側膝状体核は、中脳の下丘からくる聴覚情報の中継所となっています。ここからの神経線維は聴放線となって側頭葉の聴覚野に向かいます。

外側膝状体の中の外側膝状体核は視覚情報の中継所です。ここには視神経の続きである視索の線維が入ってきます。外側膝状体に入った線維の大部分は視放線となって後頭葉の視覚野に向かいます。一部は上丘に向かい視覚反射路をつくります。

腹側視床（ふくそくししょう：ventral thalamus）

視床下部の外側にある狭い領域です。不確帯（働きは不明）と視床下核があります。視床下核は別名「Luys核（ルイ核）」とよばれ、大脳基底核と密接な関係があります。この核の障害によって、ヘミバリズム（hemiballism）とよばれる不随意運動が出てきます。障害側と反対側の上肢や下肢に、投げ出したり打ったりするような、急激な屈伸・回転運動が出てきます。両側に出てくるとバリズム（ballism）といいます。

背側視床（はいそくししょう：dorsal thalamus）：狭義の視床

間脳の中で最大の灰白質の塊で、左右にあります。おおよそ前核群、内側核群、外側核群（腹側、背側）に区分されますが、個々の小さな核を含めると二十数個の神経核の複合体です。これらの核を白質の視床髄板の内（側）髄板が、視床前核、内側核、外側核群を分け、外（側）髄板が最も外側層の網様核と外側核群を隔てています。

背側視床は、特に知覚情報を受け取り、興奮を大脳皮質に伝える中継地となっていますが、情報の一部は皮質に伝えず、視床で処理をして下位の神経核

に指示を出したり、痛覚などの知覚に痛みに伴う不快感などの随伴感情を付与したりするといわれています。感覚の中継路のほか、錐体外路系、自律神経系、意識の機構などとの関わりにも働いています。

視床の核は、大脳皮質のどこの領域と連絡するかにより、特殊核（感覚と運動に関する特定皮質と相互連絡する核）、非特殊核、連合核の3つに分類されます。特殊核には後外側腹側核（VPL核）と後内側腹側核（VPM核）、外側腹側核（VL核）や前腹側核（VA核）、内側膝状体、外側膝状体が含まれます。

図30　背側視床

卵円形で長さは約3cm。外側は内包に接し、内側は第三脳室の側壁をつくり、下面は視床下溝で視床下部に続く。左右の視床は中間質からなる視床間橋でつながっている。

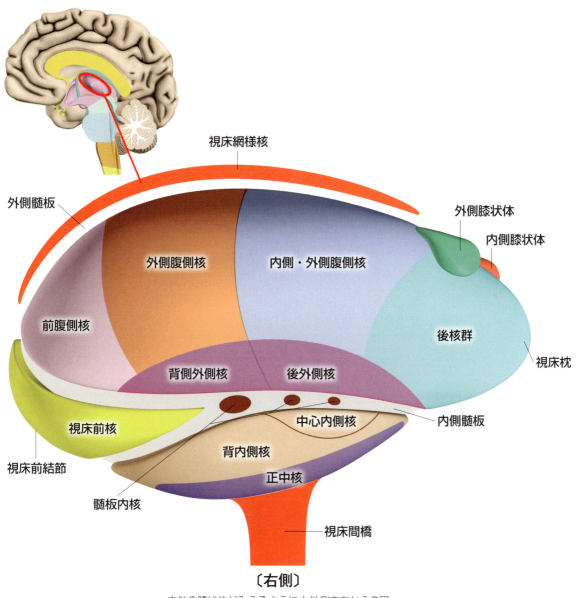

〔右側〕
内外の膝状体がみえるように上外側方向からの図

視床下部（ししょうかぶ：hypothalamus）

視床の前下方（腹側）にあり、脳に埋め込まれた間脳の中で、唯一外からみえる部分です。第三脳室を両側から挟んでいます。

視床下部の構造

視床の腹側にある小さな領域（$1cm^3$）で、視床下溝によって視床と隔てられています。前方部の漏斗の先端に下垂体（後葉）が連なっています。漏斗の前方には、視神経交叉があり、後方には乳頭体がみられます。視床下部の内部には多数の核があります。

また、自律神経系の中枢や体内時計があり、内分泌系のホルモン分泌調整など身体の恒常性維持に大きな役割を果たしています。

図31 視床下部

視床の下にあり、たくさんの核が集まっている領域。最下部には下垂体がある。

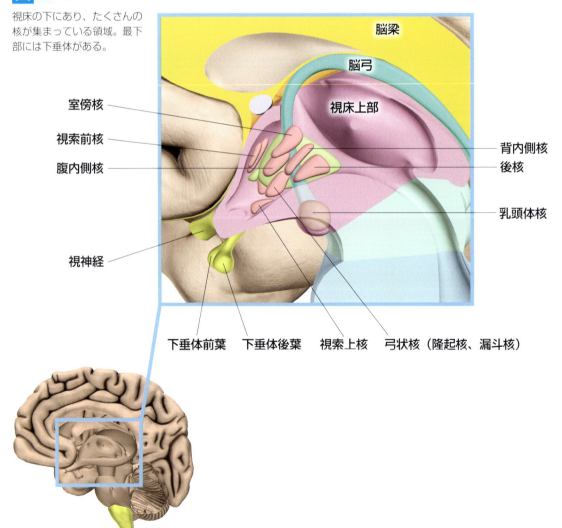

視床下部の働き

非常に小さな領域ですが、自律神経機能の調節を行う総合中枢です。交感神経・副交感神経機能および内分泌機能全体を総合的に調節しているところで、ホルモンの調節はこの視床下部で行われています。

視床下部では、特定の場所に特定の機能が割り当てられています。たとえば、視索前野は体温の維持、後域は気温の変化に反応、中間域は交感神経系を活性化し、室傍核と前域は副交感神経を活性化させます。

水分バランスの調節を行っているのは、視索上核と室傍核、食欲と食物摂取の調節を行っているのは、前核の内側部と外側部です。

視床下部の分類

視床下部には複数の分類があります。

分類1		分類2		機　能
部位	核の名称	部位	核の名称	
前部	視索前核	視索前野	視索前核	前部：下垂体への制御性腺刺激ホルモン分泌の制御
	視交叉上核	視交叉部	視交叉上核	網膜→光刺激　概日リズム
	視索上核		視索上核	下垂体後葉ホルモン（バソプレシン）分泌
	室傍核		室傍核	下垂体後葉ホルモン（オキシトシン）分泌
			視床下部前野	睡眠、体温調節、生殖
中部	背内側核	漏斗部	背内側核	副交感神経と関係、空腹中枢がある
	腹内側核		腹内側核	副交感神経と関係、満腹中枢がある
	漏斗核		弓状核（隆起核）	下垂体前葉ホルモン調節因子を分泌
	外側核		視床下部外側野	交感神経系と関係
後部	乳頭体核	乳頭体部	乳頭体核	大脳辺縁系と連絡、感情形成に関与
	後核		視床下部後野	交感神経系に連絡

下垂体／脳下垂体（かすいたい：pituitary gland、hypophysis）

下垂体は、成長を調節するホルモンや、他の内分泌腺や器官の活動を調節するホルモンを分泌します。これらのホルモンは、視床下部から発せられるホルモン様（ホルモンとして認知されていない）の化学物質の指令を受けて分泌が制御されています。

下垂体の二つの葉

ヒトの下垂体は、口腔粘膜が落ち込んでできた「前葉（腺性下垂体）」と、視床下部の一部が神経の軸索と共に前方に伸びて垂れ下がってきた「後葉（神経下垂体）」が合体してできあがっています。前葉は数種類の内分泌細胞で構成されホルモンを産生しますが、後葉は視床下部でつくられたホルモンを後葉ホルモンとして放出します。後葉ホルモンは、視床下部の室傍核のニューロンでオキシトシンが、視索上核のニューロンでバソプレシンが産生され、軸索の中を通って下垂体後葉まで運ばれ、必要に応じて放出されます。後葉の中には腺細胞はなく、神経膠細胞が占めています。

脳幹（中脳、橋、延髄）（のうかん：brain stem）

脳幹は、呼吸運動や血管運動などの個々の自律機能を調節しています。

脳幹の構造と働き

脳幹は、間脳の下で脊髄の上にあります。脳幹には、「中脳」「橋」「延髄」があります。

脳幹の構造

脳幹は、間脳の下で脊髄の上にあります。脳幹には、「中脳」「橋」「延髄」があり、橋のふくらみによって分かれています。中脳、橋、延髄は、機能がはっきり分かれていないため、「脳幹」という一つのグループにくくられます。

図32 脳幹の構造

中脳、橋、延髄は構造的には分けられるが、機能的には「脳幹」という一つのグループとして働く。

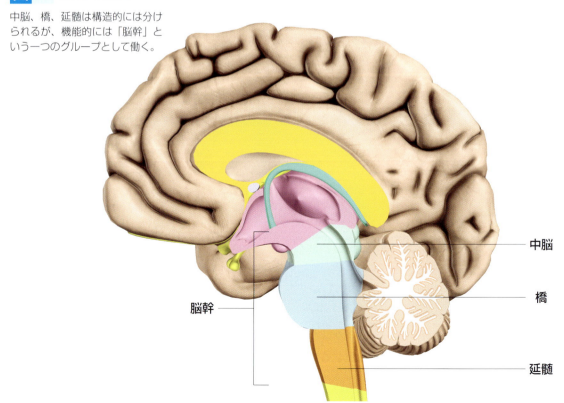

脳幹の働き

脳幹は、呼吸運動や心血管運動などの個々の自律機能を調節しています。脳幹には多数の脳神経が出入りし、脳神経の神経核が存在します。

脳幹は、植物脳として位置づけられます。

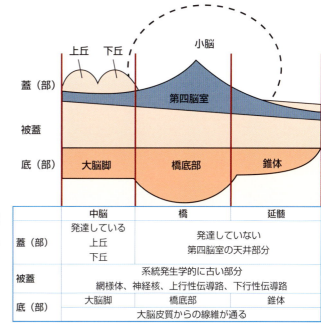

図33 脳幹の内部構造
脳幹の内部は蓋部、被蓋、底部からなり、それぞれ多数の脳神経が出入りしている。

	中脳	橋	延髄
蓋（部）	発達している 上丘 下丘	発達していない 第四脳室の天井部分	
被蓋	系統発生学的に古い部分 網様体、神経核、上行性伝導路、下行性伝導路		
底（部）	大脳脚	橋底部	錐体
	大脳皮質からの線維が通る		

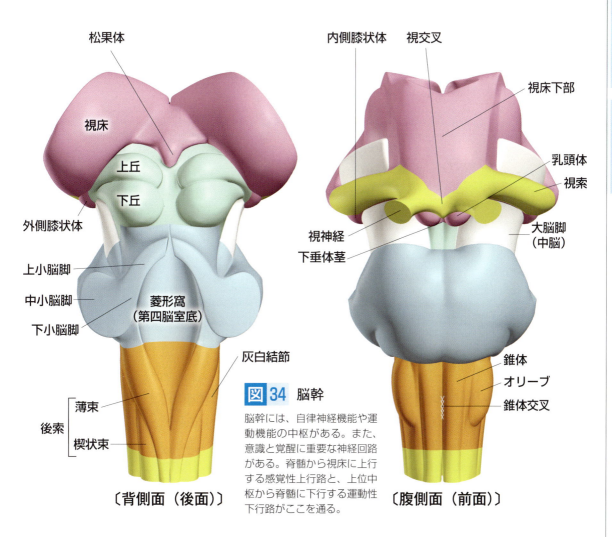

図34 脳幹
脳幹には、自律神経機能や運動機能の中枢がある。また、意識と覚醒に重要な神経回路がある。脊髄から視床に上行する感覚性上行路と、上位中枢から脊髄に下行する運動性下行路がここを通る。

中脳（ちゅうのう：midbrain、mesencephalon）

「中脳」は橋、延髄と共に「脳幹」という機能グループをつくっています。

中脳の構造

間脳と橋の間にある長さ2.5cmの狭い領域です。腹外側の「大脳脚」、中央部の「被蓋」、後部の「中脳蓋（視蓋）」からなります。中脳蓋には、左右上下に4つの丸いふくらみがあります（上丘、下丘）。

脳室の続きである「中脳水道」が中脳の中心部を通り、第三脳室と第四脳室の間を連絡しています。中脳の核（灰白質）には「上丘」「下丘」のほかに、「動眼神経（Ⅲ）核」「滑車神経（Ⅳ）核」「赤核」「黒質」などがあります。中脳には、感覚性伝導路と運動性伝導路が通っています。

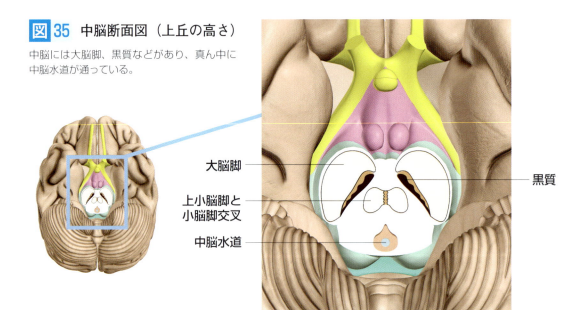

図35 中脳断面図（上丘の高さ）
中脳には大脳脚、黒質などがあり、真ん中に中脳水道が通っている。

大脳脚
上小脳脚と小脳脚交叉
中脳水道
黒質

中脳の働き

中脳には、延髄や橋と同様にいろいろな伝導路が通り、中継する核があります。また、視覚刺激や聴覚刺激に対する眼球、頭部、体幹の動きを制御する反射中枢があります。

大脳脚（だいのうきゃく：cerebral peduncles）

腹外側部にある一対の白質の柱です。左右大脳半球の運動野から出て、内包に集まった線維束が橋底部に向かっています。中央部を錐体路系（皮質脊髄路、皮質延髄路、皮質橋路）、その両側を錐体外路系の線維束が通ります。大脳脚の内側の大脳脚後外側溝から動眼神経が出ています。

「cerebral」は「大脳の」、「peduncles」とは「小さな脚」という意味です。「大脳を支える小さな脚」という意味で、正面からみると、まさに両脚で大脳を支えているようにみえます。

被蓋（ひがい：tegmentum）

橋被蓋に続いています。大脳脚のすぐ背側には黒質があり、上丘の高さでは中央両側に赤核があります。

・赤核（red nuclei）

左右にあります。神経細胞体に鉄を含んだ色素があり赤みがかってみえます。大脳皮質や小脳核からの線維を受け、延髄の下オリーブ核や脊髄に線維を送っています。筋緊張、姿勢と歩行運動を調整するなど、筋運動の制御に作用しています。

・黒質（substantia nigra）

メラニンが豊富な「緻密部」と、メラニンをもたない「網様部」からなります。線条体、大脳皮質運動野からの線維を受け、緻密部からは線条体に線維を送っています。線条体へのニューロン傷害はParkinson病と大いに関わっています。網様部は視床の外側腹側核と内腹側核に線維を送っています。

・中脳水道

脳室の続きです。中脳部の脳室は狭く細くなっているため、このような名前がついています。

・脳神経核

上丘には、中心部に近いところに動眼神経核と動眼神経副核（副交感性）があり、下丘には滑車神経核があります。

・内側縦束

内側毛帯のすぐ背側にあり、前庭神経核に始まって、外眼筋支配の運動核や脊髄に至る神経束を含みます。

・網様体

脊髄上部から間脳の下方部に伸びる一部がみえます。

中脳蓋視蓋

四丘体（上丘と下丘それぞれ一対）があり、上丘と下丘はそれぞれ外側部の上丘腕と下丘腕によって間脳と連絡をしています。上丘は、視覚伝導路の中継所で、対光反射の中枢があります。視覚刺激に反応した頭部、眼球、体幹の動きを調整しています。下丘は、聴覚伝導路の中継所です。下丘のすぐ後方から滑車神経が出ています。聴覚刺激に反応した頭部、眼球体幹の動きを調整しています。

図36 中脳の上丘と下丘

中脳の上丘は視覚伝導路の中継所。中脳の下丘は聴覚伝導路の中継所。

[上丘（水平断）]

[下丘（水平断）]

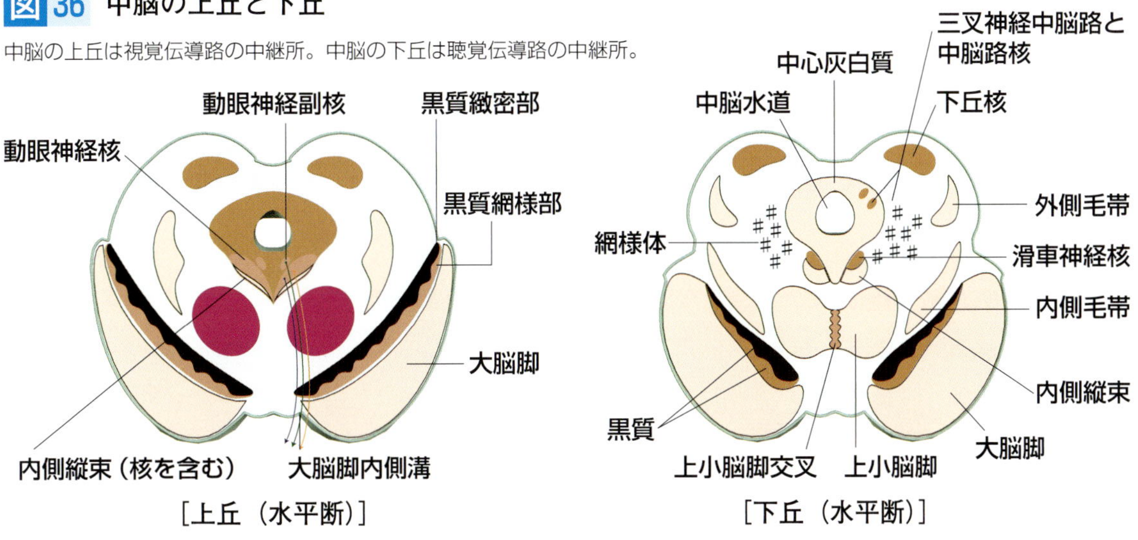

橋（きょう：pons）

中脳、延髄と共に「脳幹」という機能グループをつくっています。pons はラテン語で「接合部」「橋」。文字通り脳内で橋渡しの役目をしています。

橋の構造

橋は中脳と延髄の間で、小脳の腹側に位置します。左右両側は中小脳脚となって小脳に連絡し、頭蓋内では「斜台」の上にあります。背側面は第四脳室がある菱形窩の一部となっています。腹部は、橋腹側部（橋底部）と背側部（橋被蓋）からなります。

橋にある脳神経核からは、三叉神経（第Ⅴ脳神経）、外転神経（第Ⅵ脳神経）、顔面神経（第Ⅶ脳神経）、前庭神経と蝸牛神経（第Ⅷ脳神経）が出ています。

・橋底部（腹部）

膨隆している部には、横に走る線維束と大脳皮質からの下行性線維束（橋縦束）を含みます。これらの線維束の間には多くの神経細胞（ニューロン）が小さな塊となって点在しています。その小さな核はまとめて「橋核」とよばれます。

・橋被蓋（部）（背部）

第四脳室に面しています。内部に内側縦束、小脳脚、内側毛帯、外側毛帯などがあります。内側縦束は、前庭神経核から起こり、外眼筋支配の運動核や脊髄に至る神経線維を含みます。内側毛帯は、錐体の背側を通る神経線維束で、後索核からの神経線維が交叉後に集まったものです。延髄から中脳を上行し視床に達します。外側毛帯は蝸牛神経核、上オリーブ核複合体から中脳の下丘に向かう神経線維束です。橋上部の背外側部には、三叉神経の核群がみられます（三叉神経脊髄路と脊髄路核、三叉神経主感覚核と運動核など）。

橋の働き

橋核は多数の伝導路の中継をするとともに、一側の大脳半球と対側の小脳の間を連絡しています。呼吸調節中枢、持続性呼吸中枢があり、延髄の呼吸リズム形成領域と共同で呼吸を調節しています。脳神経では、三叉神経、顔面神経、外転神経、内耳神経（前庭神経）の働きと関わっています。

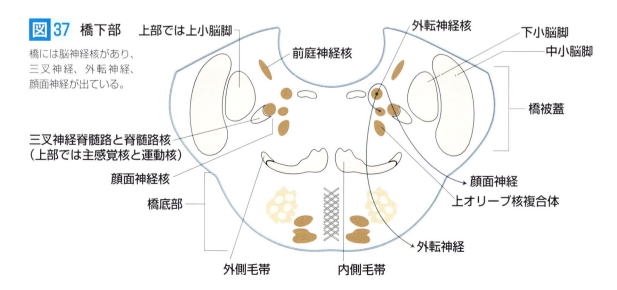

図37　橋下部　上部では上小脳脚

橋には脳神経核があり、三叉神経、外転神経、顔面神経が出ている。

延髄（えんずい：medulla oblongata）球：bulb

中脳、橋と共に「脳幹」という機能グループをつくっています。

延髄の構造

　延髄は脳の中で最も下部にあり、上は橋、下は脊髄に続きます。背面上部は第四脳室（菱形窩）の底部をつくり、頭蓋内では斜台の下部にあります。延髄と橋との境は明瞭ですが、脊髄との境は不明瞭で通常は錐体交叉の下端で分けています。骨との関係では、後頭骨（大後頭孔）を出るまでが延髄です。

　延髄の表面は脊髄と同じような溝（前正中裂、後正中溝、前・後外側溝）とその間に3つの「索」（前索、後索、外側索）があります。前索はその形状から「錐体」とよばれます。側索は浅い溝でさらに腹部と背部に分けられ、腹部頭側の著しいふくらみは「オリーブ」とよばれます。側索背側部のわずかなふくらみは「灰白結節」といいます。後索も浅い後中間溝で薄束と楔状束に分けられ、それぞれの頭端にわずかにふくらむ薄束結節と楔状結節があります。延髄の内部には脳神経の核や伝導路が多くみられます。

延髄の働き

　延髄にある核には生命活動に重要な中枢がたくさんあります。呼吸中枢、心臓血管中枢、嘔吐中枢、嚥下中枢などです。その他、くしゃみや咳、しゃっくりなどの反射にも関わっています。また、大脳皮質と脊髄を結ぶ伝導路の通り道となり、小脳の働きにも影響を与えています。

・錐体と錐体路

　延髄前索が錐体形にふくらんでいる部位です。内部は大脳皮質から内包、大脳脚、橋を経た神経線維束（錐体路）で占められ、ここで線維の70〜90％が交叉して反対側を下降します（錐体交叉）。

・オリーブと下オリーブ核（群）

　オリーブの中のオリーブ核からは小脳へ線維を出し（オリーブ小脳路）、身体の平衡作用、直立歩行に関係しています。

・薄束結節と薄束核、楔状束結節と楔状束核

　二つの結節の中にみられる核は合わせて後索核ともよばれ、皮膚感覚や深部感覚を視床に中継します。

・内側縦束

　中脳前端から脊髄下端にみられ、中心管の腹内側にあります。延髄では前庭神経核から起こる線維を含みます。非常に古い運動神経路です。

・延髄網様体と脳神経核（運動性）

　ここにみられる核に、舌咽神経、迷走神経、副神経延髄根の起始核である疑核があります。オリーブの背側にあり、特殊内臓遠心性の線維を出し、咽頭と喉頭の筋を支配します。

・灰白結節と三叉神経脊髄路核

　この結節の中には三叉神経脊髄路核があります。ここに三叉神経の求心性神経が終止しています。

・孤束と孤束核

　孤束は被蓋背側を縦に走る線維束で、味覚と関わる核で顔面神経、舌咽神経、迷走神経が終止します。

図38 延髄の上部・中部・下部

上・中部には、第四脳室、オリーブ核、下小脳核がみられる。脊髄の延長にある下部は、脊髄に似た構造をしている。

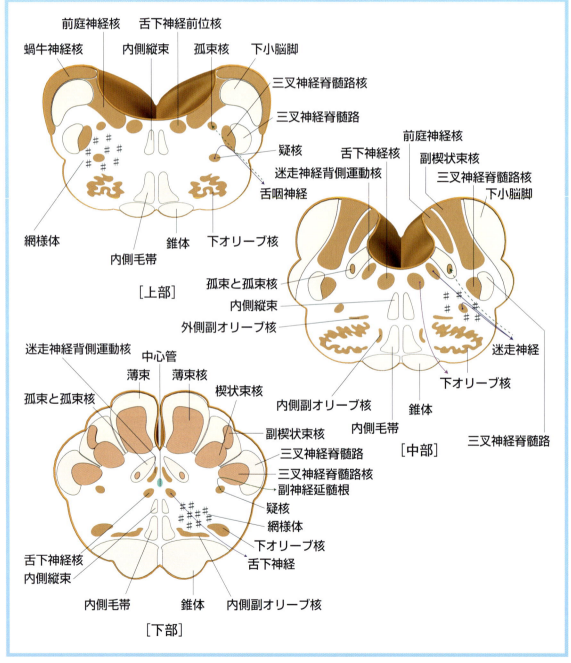

脳幹網様体と網様核

網様体は、白質と灰白質が混在した領域で、中脳から延髄にかけて存在します。灰白質の中の神経細胞の種類はさまざまで、覚醒に働く上行性網様体賦活系、錐体外路として働く網様体脊髄路があります。

外側網様体（延髄〜橋）には唾液線を支配する副交感性のニューロン（橋：上唾液核は涙腺・顎下腺など、下唾液核は耳下腺）や呼吸運動、心拍数、血圧調節に関わるニューロンがみられます。

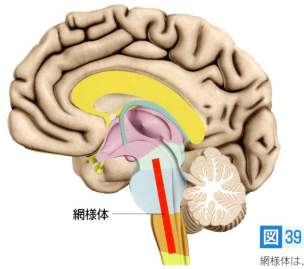

図39 網様体

網様体は、白質と灰白質が混在している場所。

脳幹にある脳神経核の位置

脳幹には脳神経核が集中しています。それをまとめておきますので確認しましょう。

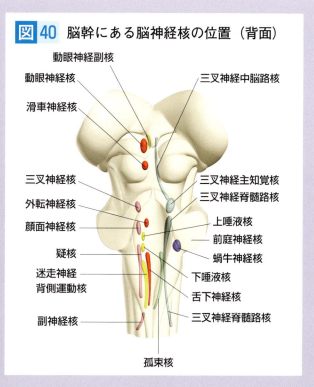

図40 脳幹にある脳神経核の位置（背面）

左側は起始核の位置、右側は終止核の位置を示す。ただし、三叉神経中脳路核は深部感覚の一次ニューロンの細胞体がいる場所を示す。

小脳 (しょうのう：cerebellum)

大脳に次いで大きい小脳は、運動を調節する大事な働きをしています。

小脳の構造と働き

小脳は、後頭部に位置し、運動機能に重要な役割を果たしています。

小脳の外形と構造

　小脳は重さ約130gで脳全体の約10％程度を占めています。後頭下部に位置し、小脳テント（p.15）という髄膜で大脳と仕切られています。上面はほとんど大脳半球に覆われ、前方は第四脳室を挟んで3対の小脳脚で橋を通して脳幹、大脳、脊髄と連絡をしています。左右の小脳は小脳鎌によって区切られています。

　小脳は正中部の虫部と左右の小脳半球からなり、小脳半球の内側で虫部に連なる領域は中間帯とよばれます。

　小脳の表面には、しわ（小脳回）と溝（小脳溝）がありますが、このしわは、大脳と比べると薄く（細く）なっています。溝が深くなった「小脳裂」には第一裂、水平裂、後外側裂などがあり、これらの深い裂け目によって区切られる領域を「小脳小葉」といいます。小脳小葉は前葉、後葉、片葉小節葉の3つの葉に区分されます。

小脳脚

　小脳は、上小脳脚、中小脳脚、下小脳脚で脳幹とつながり、機能的に脊髄や大脳と連絡しています。大脳と脊髄の間に介在する錐体外路系の中枢（骨格筋の運動を通して身体の平衡を保つ）として働いています。

・上小脳脚

　主に小脳核から出てくる神経線維です。第四脳室の外側部を中脳に向かい、下丘の高さで交叉し、さらに赤核（小脳赤核路）や視床（小脳視床路）に向かいます（小脳から出力：上行性）。このほか、脊髄からの入力線維（前脊髄小脳路）も含まれています（小脳へ入力）。

・中小脳脚

　最も太い小脳脚で、橋の外側から小脳につながっています。この中には、橋核から出てきた神経線維が通っていて、大脳皮質からの指令を反対側の小脳皮質に伝えます（小脳へ入力：橋小脳路）。

・下小脳脚

　延髄上半の背外側部を下方から小脳に向かう小脳脚です。脊髄や延髄から始まり小脳に入る後脊髄小脳路、オリーブ小脳路、前庭小脳線維などです（小脳への入力）。これら以外にも前庭神経核に向かう線維も含まれています（小脳から出力）。

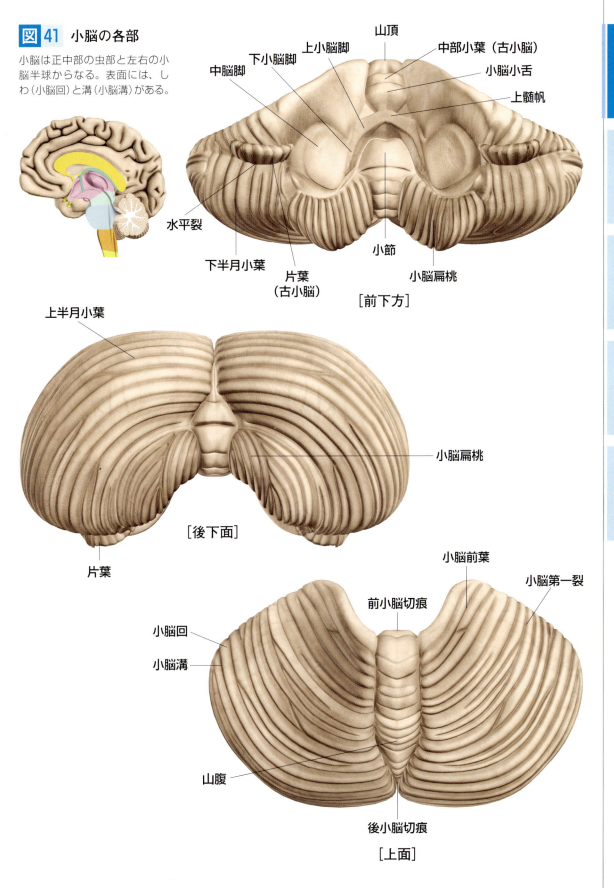

図41 小脳の各部

小脳は正中部の虫部と左右の小脳半球からなる。表面には、しわ（小脳回）と溝（小脳溝）がある。

小脳の内部構造

　小脳の表面は灰白質からなる皮質、内部は白質からなる髄質で、深部に小脳核があります。

　小脳皮質は厚さ1mm程度で、深層に向かって分子層、神経細胞層（プルキンエ細胞層）、顆粒層の3層に区分されます。小脳の神経細胞はその数1,000億個といわれています。大脳皮質の神経細胞の数倍です。小脳を構成する神経細胞には、星状細胞、バスケット細胞、顆粒細胞、プルキンエ細胞などがあります。顆粒細胞は興奮性に働きますが、それ以外は抑制的に働きます。

　小脳からの出力線維は大部分がプルキンエ線維の軸索で、そのほとんどが小脳核に終わります。一部は前庭神経核に達しています。

図42　小脳皮質の細胞層

小脳皮質は3層に分かれる。最も厚いのが分子層、神経細胞層にはプルキンエ細胞がある。顆粒層は、神経細胞層よりも厚くいろいろな神経細胞が集まっている。小脳糸球では、いろいろな線維がシナプスをつくっている。

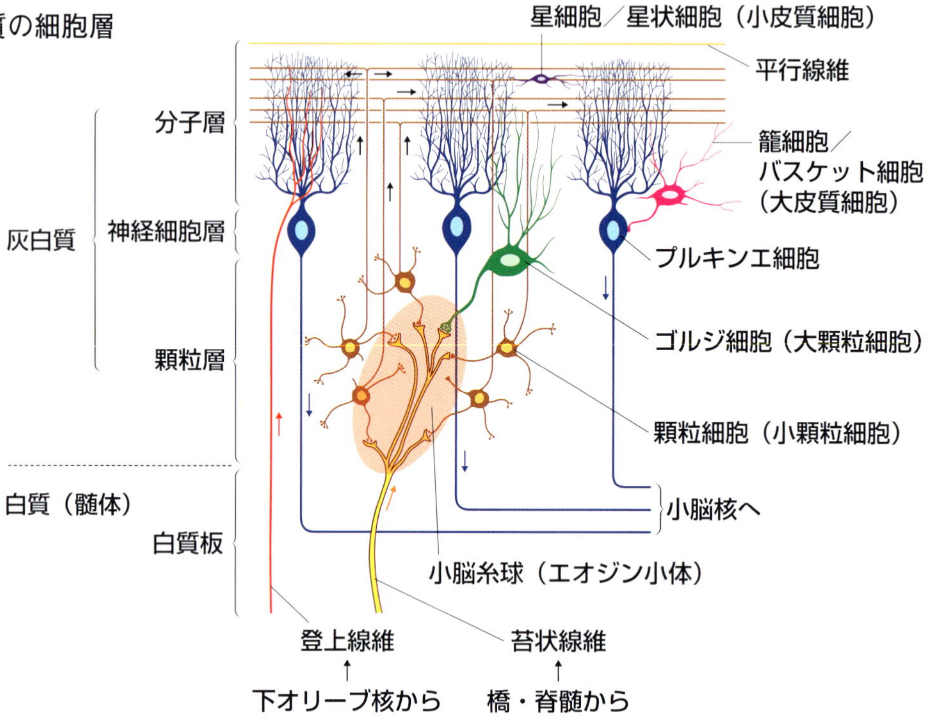

図43　小脳核

小脳からの出力核。室頂核、球状核、栓状核、歯状核の4種がある。小脳核の細胞は、小脳に入ってくる入力線維の側副枝やプルキンエ細胞の軸索とシナプスを形成。小脳核からの出力線維のほとんどは上小脳脚を通って中脳の赤核や間脳の視床に至るが、室頂核からの出力線維は下小脳脚を通って前庭神経核や網様体へ至ることが多い。

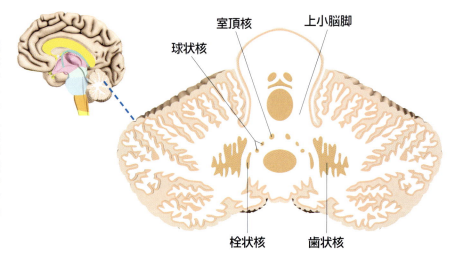

小脳の働き

　小脳の主な働きは、随意運動の調節や姿勢の保持です。随意運動では無駄な力を使わぬよう、力まぬように働かせます。小脳には大脳が骨格筋に出した指令と末梢の感覚受容器から運動の実行状態が非意識性の深部感覚として届きます。小脳は大脳の指令内容（運動イメージ）と実際の動きとの違いを大脳皮質の運動中枢（第4野・6野）や脳幹（赤核、網様体、視蓋、前庭神経核）に戻します。そして大脳皮質から新たな修正運動の指令が出されると、また小脳で運動イメージと実際との照らし合わせが行われるということが、イメージと実際の動きが一致するまで繰り返されます。

　上手にできるようになるとその運動のやり方はプルキンエ細胞によって記憶され、半永久的に残ります（非陳述記憶または手続き記憶）。自転車に乗る練習やピアノの練習をしているとき、小脳はそれに関係する筋や筋群の力の発揮具合を調整し改善を行っています。

　小脳と連絡する脳幹の核は錐体外路の中継核でもあるため、小脳は大脳皮質からの指令を待たずに脊髄前角細胞に影響を与えることもできるようになっています。小脳は生命に不可欠な部分とはいえませんが、傷害されると運動障害や姿勢・平衡障害が現れます。

図44　小脳内神経回路

末梢からの情報は、登上線維と苔状線維を介して小脳に伝わり、小脳内神経回路で処理される。小脳内神経回路では、小脳の主要な神経細胞である、星状細胞、プルキンエ細胞、ゴルジ細胞、バスケット細胞が働き、出力はプルキンエ細胞を通って行われる。

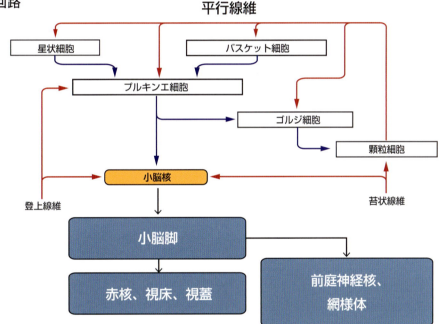

column

小脳と第四脳室の位置関係

　「小脳は第四脳室の天井をつくる」とほとんどの本に書いてあります。天井といえば、「上」のイメージです。でも実際の小脳は、脳幹の後方に位置しており、第四脳室はどちらかというと、小脳の「後方」にあります。そのため、混乱がよく起こります。

　ヒトは直立姿勢になったとき、脳の上部が前方に折れてしまっていますが、四足動物の脳は直線的で、小脳は大脳の後方で脳幹の上部にあります。そのため、第四脳室の天井は小脳になるわけです。

古い脳と新しい脳

大脳や小脳では、古い脳、新しい脳という言葉がよく出てきます。「古い」「新しい」には基準がいくつかあるので、ここでまとめておくことにします。

古い脳と新しい脳

「古い脳」は脊椎動物で一番古い魚類の時代からみられる脳です。「新しい脳」は脳の表面にある「大脳皮質」で理性をつかさどっています。

「古」と「原」

「古い脳」は、嗅覚に関わる脳の領域で、「古皮質」とよばれる部分です。次に古いのが両生類以後にみられる大脳辺縁系の領域で、「原皮質」とよばれています。ここは本能や情動、生命維持に関わる機能をつかさどります。

「新しい脳」は「大脳皮質」の表面にある部分で理性をつかさどっています。大脳皮質では、Archicortex（原皮質）、Paleocortex（古皮質）、Neocortex（新皮質）、小脳皮質では、Archicerebellum（原／原始小脳）、Paleocerebellum（古小脳）、Neocerebellum（新小脳）とよんで区別しています。

原小脳・古小脳・新小脳

発生学的に区分すると、小脳は、古い「原小脳（原始小脳）」「古小脳」と新しい「新小脳」に分けられます。原小脳は、片葉小節葉の部分で前庭神経と関わりがあるため「前庭小脳」ともよばれます。古小脳は、脊髄と関わっているので「脊髄小脳」ともよばれます。新小脳は小脳のほとんどを占めていて、大脳皮質と密接な関係があり、その情報は橋にある神経核（橋核）を通して伝わるため、「橋小脳」ともよばれます。

図45 小脳の発生学的区分

小脳を発生学的に区分すると、脊髄小脳（古小脳）、前庭小脳（原小脳）、橋小脳（新小脳）に分けられる。

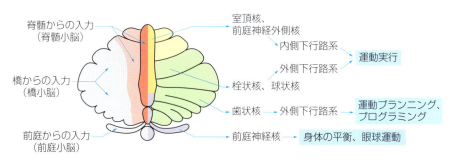

個体発生と系統発生

脳の各部は、どこが古くてどこが新しいのか、それは、個体発生の中で考えるか、系統発生の中で考えるかで話が違ってきます。

個体発生学

ヒトの大脳皮質で、Archicortex と命名された場所は、ヒトの脳で最初にできあがってくる場所、つまり海馬を中心とする大脳辺縁系の領域でした。その後からできてくる Paleocortex という名称は、嗅覚に関する領域につけられました。嗅覚に関する脳はヒトでは退化的で、最初に発生してこなかったことからこのような順番になったようです。

系統発生学

ところが、系統発生学的にみると、魚類の時代からみられる嗅覚に関する領域 Paleocortex が一番古い脳というわけで、両性類以後にみられる、Archicortex（大脳辺縁葉領域）は、ちょっと古いだけ、ということになり、爬虫類以後にみられる Neocortex が一番新しいという順番です。

小脳は、系統発生学的には Paleocerebellum（古小脳）も、Archicerebellum（原小脳）も魚類の時代から存在していて、どちらがより古いかということははっきりしていないので、混乱はありません。

大脳皮質の発生の順番

ヒトの脳各部の発生の順番		
1	Archicortex（原）	辺縁系
2	Paleocortex（古）	嗅覚
3	Neocortex（新）	新皮質

系統発生学的な順番		
1	最も古い	Paleocortex（古）	魚類〜ヒト
2	古い	Archicortex（原）	両生類〜ヒト
3	新しい	Neocortex（新）	爬虫類〜ヒト

直立二足歩行様式と脳の進化

水中の魚類、あるいは地面を四つ足で移動する動物は大脳から脊髄までおおよそ横一直線上に配列していますが、高等動物になるにつれ大脳と小脳の発達がみられ、間脳・脳幹部はだんだん深部に埋もれてきます。ヒトと類人猿との違いは、大脳を同じ水平位に置いたとき、脳幹・脊髄の方向が、ヒトの方が垂直に近くなっている点です。これは、直立二足姿勢がヒトの基本姿勢であることと関係があります。

大脳では、機能的に視覚の発達、言語の発達、錐体路が発達したことなどに伴い、後頭葉（後頭連合野）と頭頂葉（頭頂連合野）、前頭葉（前頭連合野）の著しい発達がみられます。また、内部では左右の脳を連絡する脳梁がほかの動物に比べて発達していることがヒトの特徴となっています。手足を左右別々に使ったり、共同で働かせるなど、左右の脳の統合をするために発達してきました。また、視床の背側外側核や視床枕がヒトでよく発達していますが、これらの核は頭頂連合野や側頭連合野と連絡をしています。

図 46 動物の脳とヒトの脳

ヒトは大脳が占める割合が大きい。哺乳類の中のヒトと類人猿を比較すると、類人猿は、見た目にはヒトと変わらないが、機能的に違いがある。

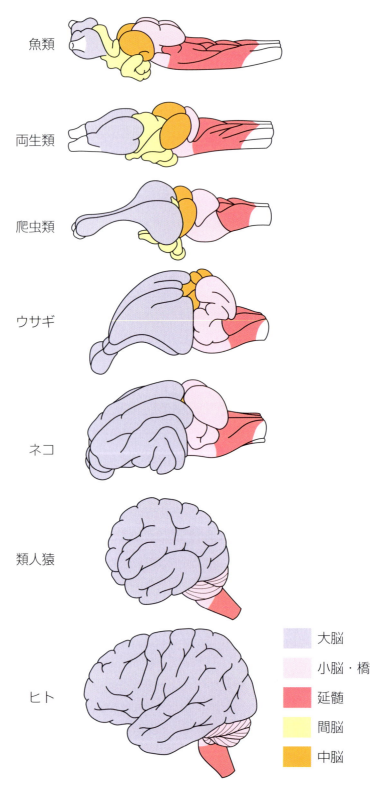

2章

脊髄と他の構造物

脊髄は脳と共に中枢神経をつくっています。
この章では、脳の働きに関わる脊髄や
そのほかの構造物について紹介します。

脊髄のつくりと働き

脊髄は脊柱（脊柱管）の中に伸びる中枢神経です。

脊髄とは

脊髄は、脳と同じ中枢神経です。脳の指令を身体に伝え、身体からの情報を脳に伝える役割の中で自らも中枢としての働きをしています。

脊髄の外形

脊髄（せきずい：spinal cord、medulla spinalis）と脳は神経管から発生し、神経管の下方部分が脊髄となりました（p.11）。白く細長い円柱状をしており、髄膜に包まれて脊柱管の中に収まっています。太さはおよそ直径1cmですが、頸髄下部と腰髄がやや太くなっています（頸膨大：第4頸椎～第1胸椎、腰膨大：第9胸椎～第12胸椎）。長さは、成人で40～45cm、大後頭孔下縁から始まり第1腰椎の高さあたりまであります。脊髄の下端は細い円錐状（脊髄円錐）となり、脊髄を包んでいた髄膜の一部（軟膜）が終糸となって尾骨についています。脊髄の前後面には、それぞれ正中を縦に走る裂け目（前正中裂）と溝（後正中溝）があります。これらの裂や溝の両側で、やや外側から脊髄神経の始まりである「前根」と「後根」がそれぞれ出入りしています。

馬尾（ばび：cauda equina）

脊柱管の下方で脊髄神経の束が、全体として馬の尾のようにみえるところは「馬尾」とよばれています。これは、腰神経、仙骨神経、尾骨神経が出入りする椎間孔の位置が脊髄下端より下方にあるためです。これらの神経は椎間孔を出る前に脊柱管の中を下行しなければならず、このような構造ができあがっています。

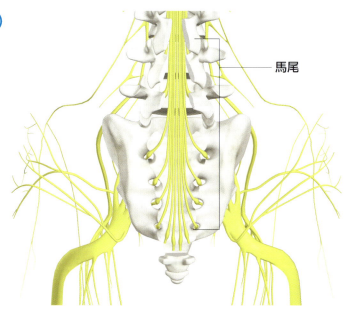

図47 馬尾

腰神経、仙骨神経、尾骨神経は、馬のしっぽのように束になって下行している。

図 48　脊髄

脊髄は白く細長い。末端は細く円錐状で、脊柱管内にある。脊髄からは脊髄神経が多数出ている。

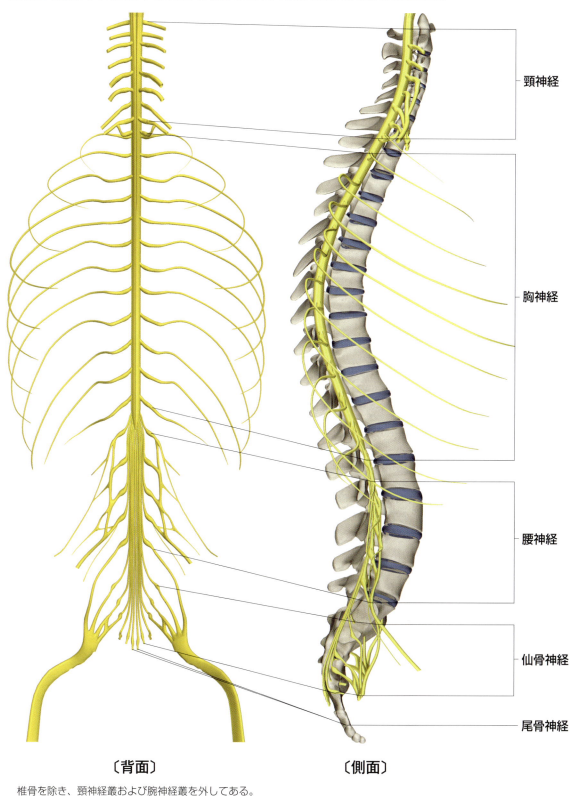

〔背面〕　〔側面〕

椎骨を除き、頸神経叢および腕神経叢を外してある。

脊髄の内部構造と働き

脊髄の内部も脳と同様、神経細胞体のある灰白質と神経線維のある白質に分けられます。

脊髄の内部構造と働き

　脊髄の内部は、脳と同じように灰白質と白質に分けられます。脊髄は表層が白質、中心部が灰白質で脳とは逆になっています。脳と同様、灰白質には神経細胞体、白質には神経線維があります。脊髄の中央部には脊髄液で満たされる中心管があり、上方で第四脳室とつながっています。

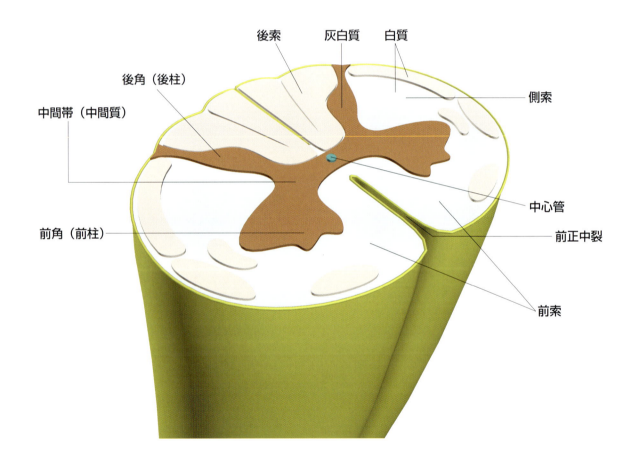

図49　脊髄の内部構造（頸髄レベル）

脊髄は表層が白質、中心部が灰白質になっている。
灰白質には神経細胞体、白質には神経線維がある。

脊髄の灰白質

灰白質は、神経細胞体のある場所です。断面では、灰白質領域は「H」の字にみえる形をしていて、前角（前柱）と後角（後柱）、中間帯（中間柱）の3部が区別されます。脊髄の部位により、中間が外方に突出して側角（側柱）をつくっています。

・**前角**
　主に骨格筋を支配する体性運動ニューロンがあります。

・**後角**
　主に感覚ニューロンがあります。このニューロンは体性と内臓感覚の両方を受け取ります。

・**中間帯**
　さまざまなタイプのニューロンや介在ニューロンがみられます。仙髄には副交感性のニューロンがみられます。

・**側角（側柱）**
　中間帯の部分が外方に突出したもので、胸髄と上部腰髄にのみ存在します。側角（側柱）には自律神経系の交感神経節前ニューロンが集まっています。仙髄には側角はありませんが、中間帯外側部に副交感神経の節前ニューロンがみられます。これら自律神経系の節前ニューロン（運動性）は体性運動ニューロンと一緒に前根から末梢に向かいます。

・**クラーク核（Clarke核：背核、胸髄核）**
　胸髄の領域に限られていますが、中心管の背外方にあるニューロンの集合体です。ここから出た情報は下半身の深部感覚を小脳へ伝える働きをしています。

・**レックス（Rexed）の10層**
　ブロードマンの脳地図（p.119）のように、脊髄灰白質を構成する神経細胞体の形態の違いに着目して分けられた層で、Ⅰ～Ⅹまでの10層があります。「レクセドの層」ともいわれます。Ⅰ～Ⅵ層は後角にあたり、Ⅶの腹側部～Ⅸ層は前角にあたります。Ⅶの背側部とⅩ層が中間帯にあたります。

図50　クラーク核とレックスの10層

クラーク核は、胸髄の領域だけにあるニューロンの集合体で下半身の深部感覚を小脳に伝える。灰白質を構成する神経細胞体は形態に違いがあり、これをレックスの10層という。胸髄ではⅥ層がない。

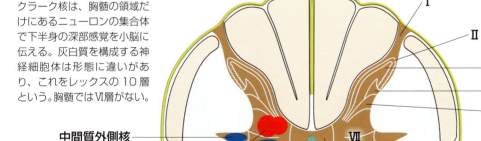

脊髄の白質

　白質は、神経線維のある場所で、脊髄の外方にある浅い前外側溝と後外側溝によって「前索」「側索」「後索」に区分されます。白質の神経線維は、脊髄の後根から入ってくる線維、脊髄の中を連絡する線維、脊髄と脳を連絡する線維の3種に大別できます。

　脊髄の後根から入ってくる線維のうち、後角でニューロンを換えないものは後索を通ります。脊髄内の連絡線維のうち、上下を連絡する線維は、灰白質の周囲を取り巻くようなところにみられます。

　前索の背側には、脊髄内を左右に連絡する線維と脳と脊髄を連絡する白交連（white commissure）がみられます。

　脳と脊髄を連絡する線維のほとんどは特定の機能グループごとにまとまって、前索や側索の中を上下に通過しています。

　脊髄から脳に情報を伝える経路を上行路といいますが、これには後索系（薄束、楔状束）、前脊髄視床路、外側脊髄視床路、前脊髄小脳路、後脊髄小脳路があります。

　脳から脊髄に指令を伝える経路を下行路といい、これには、前皮質脊髄路と外側皮質脊髄路、赤核脊髄路、視蓋脊髄路、内側前庭脊髄路、外側前庭脊髄路、橋網様体脊髄路、延髄網様体脊髄路などがあります。

運動ニューロンの配列　column

　脊髄の前角の内側は体幹側の筋、外側は手足の先の筋、というように、身体の部位（筋）とそれぞれ対応しています。

- 前角の外側 ― 四肢の筋
- 前角の内側 ― 体幹の筋
- 前角の外側腹側（前方） ― 伸筋
- 前角の外側背側（後方） ― 屈筋

ベル・マジャンディの法則　column
「脊髄神経の前根は運動性、後根は感覚性」

　脊髄神経の前根が運動性で、後根が感覚性であるという法則です。

　前角には運動性のニューロンがいるので、ここから末梢に出てくる神経は運動性であることは当たり前です。それなのに、なぜわざわざ「法則」とされるのかは、中枢神経障害の状況を把握するためには大切なことだからです。末梢神経への直接の傷害は、運動性も感覚性も両方に影響が出てくることが多いですが、脊髄では、運動性に異常が出ても、感覚は正常ということが起きます。またその逆もあります。どこに異変があるのかを瞬時に判断するためにも、当たり前のことを当たり前に覚えているということは大事なのです。

髄と節（分節）

脊髄は上方から下方に向かって5つの部分に分けられ、さらにいくつかの節に分けられます。

5つの髄

脊髄は、脊髄神経が出ている位置に対応して5つの部分に大別されます。①頸髄（cervical spinal cord）、②胸髄（thoracic spinal cord）、③腰髄（lumbar spinal cord）、④仙髄（sacral spinal cord）、⑤尾髄（coccygeal cord）です。

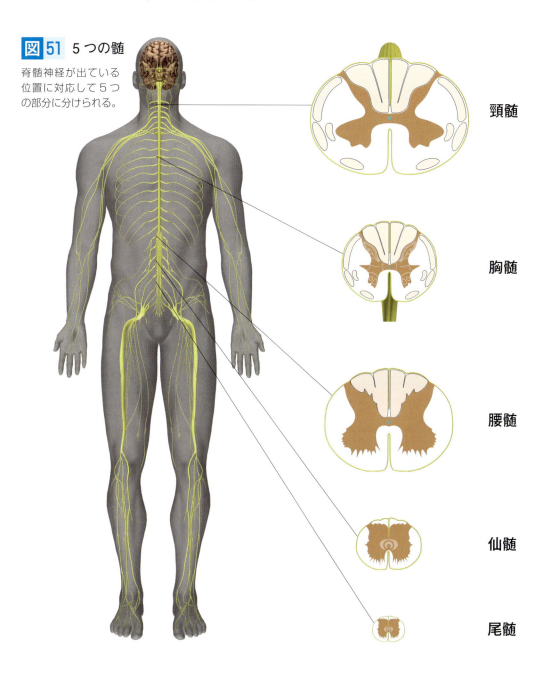

図51 5つの髄
脊髄神経が出ている位置に対応して5つの部分に分けられる。

頸髄

胸髄

腰髄

仙髄

尾髄

脊髄節（分節）

各髄はさらに、節に分かれています。頸髄は 8 髄節、胸髄は 12 髄節、腰髄は 5 髄節、仙髄は 5 髄節、尾髄は 1 髄節です。一つの脊髄節から左右一対の脊髄神経が出ています。

頸髄から 8 対の頸神経、胸髄から 12 対の胸神経、腰髄から 5 対の腰神経、仙髄から 5 対の仙骨神経、尾髄から一対の尾骨神経が出ていますが、これは、脊髄神経が椎間孔という孔から脊柱の外へ出てくるときの数に、第一頸椎と後頭骨との間の膜にある孔の数を加えたものに対応しています。

脊髄を脊髄神経が出入りする場所は、浅い前外側溝と後外側溝です。ここには糸状の細い神経が上下に並んでいます（根糸）。この根糸の数は、脊髄に情報を運んでくる末梢の神経節の細胞の数や、脊髄全長にわたって存在する運動性ニューロンの数だけあります。脊髄は骨で守られているので、脊柱を出ていくときは、一つの椎間孔から出るために近隣の神経線維がまとまって一緒に出ていくことになります。このとき、一緒に椎間孔から出ていく領域が脊髄節ということになります。

図52 脊髄神経と脊髄節
脊髄神経は 1 本ではなく、脊髄神経根糸が束になって出ている。

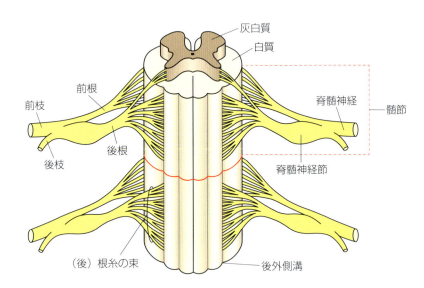

脳と脊髄の境界線

脳と脊髄はつながっています。では、どこまでが脳でどこからが脊髄なのでしょうか。その境界線は「大後頭孔」にあります。大後頭孔は頭蓋の下縁部で延髄の下端がある場所です。ここで頭蓋が終わり、ここから下が首です。つまり、延髄（脳）と脊髄の境目が脳と脊髄の境界線ということになります。

ちなみに、延髄は「脊髄の延長」と書きます。実際の延髄と脊髄はひと続きで、見た目にははっきりした境界線がありません。

図53 脳と脊髄の境界線
脳と脊髄の境界線は大後頭孔にある。

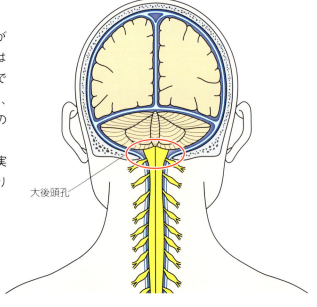

脊髄上昇

神経系と骨格系は質・量ともに成長のスピードが違います。また、神経系の量的な成長は早く終わり、骨格系の成長は遅くまで続きます。最初（胎児の初期の頃）は脊髄と脊柱管の長さがほぼ同じですが、成長と共に脊髄下端の位置が脊柱に対してだんだん上に上がってきます。この現象を「脊髄上昇」といいます。

ただし、発生の初期に決まった脊髄神経が脊髄を出るレベルと、その神経が通る椎間孔との位置関係は一生変わりません。相対的な脊髄上昇に伴って、椎間孔の位置が下がってくるので、その分脊髄神経の方はどんどん長く伸ばされていきます。

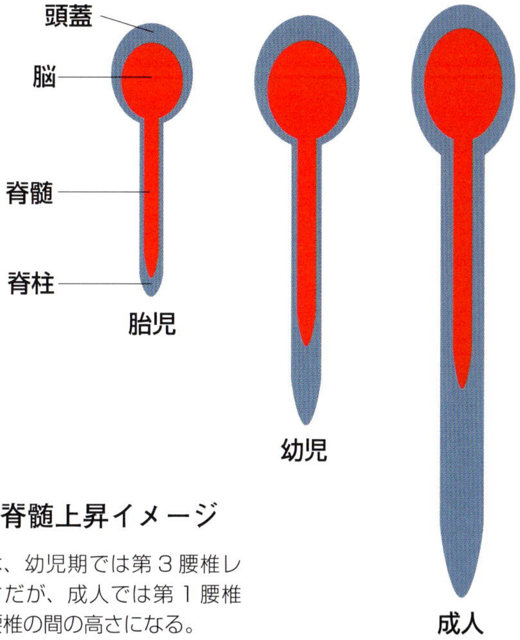

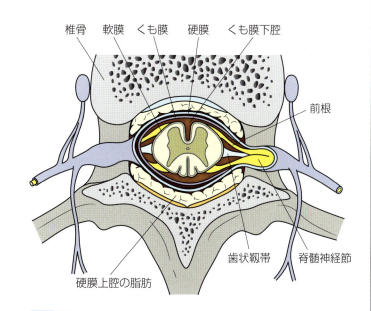

図54　脊髄上昇イメージ

脊髄下端は、幼児期では第3腰椎レベルの高さだが、成人では第1腰椎から第2腰椎の間の高さになる。

脊髄の保護

脊髄は、脳と同様、外部からの圧迫を受けないように厳重に守られています。

脊髄を直接保護しているものは、骨（脊柱管）、脊髄液、脊髄髄膜です。

・**脊柱管（vertebral canal）**

椎骨の椎孔が上下に連なってつくられる脊柱管の内部に、脊髄は収まっています。脊柱管は靱帯によって強固に守られています。

・**脊髄液と脊髄髄膜**

脊髄の表面と中心部は、脊髄液で満たされている上、3層の髄膜によっても保護されています。

図55　脊髄の保護

脊髄は、椎骨（脊柱管）、脊髄液（くも膜下腔）、脊髄髄膜（軟膜、くも膜、硬膜）によって保護されている。

脊髄損傷

事故などで背骨に損傷を受けたときに起こります。しかし、高齢者の場合は、小さな衝撃でも起こることがあります。それは、加齢変化によって脊柱管が狭くなることで（脊柱管狭窄症）、普段から少しずつ圧迫を受けているためです。

その他の構造物

脳と脊髄には、中枢神経を構成・保護するさまざまな構造物があります。

脳室（のうしつ：cerebral ventricle）

脳の中には、脳室（系）とよばれる空間があります。

脳室系とは

　脳室系は、発生初期のころの神経管の内腔が中枢神経の発育と共に変化してきたもの全体を示す言葉です。この中には、脳の内部に広がった腔所の4つの脳室「左右の側脳室」「第三脳室」「第四脳室」と、中脳の細い「中脳水道」、そして脊髄の中の「中心管」が含まれます。脳室系の壁は神経膠細胞の仲間の上衣細胞が裏打ちをしています。

・左右の側脳室
　左右の大脳半球にあります。大脳半球の発達に伴って、側脳室が脳室の中で最も大きく複雑になっています。それぞれ、前角、下角、後角、中心部に区分されますが、前角は大脳半球の前頭葉、下角は側頭葉、後角は後頭葉、中心部は頭頂葉の領域におおむね対応しています。第三脳室とは室間孔（モンロー孔）で連絡しています。

・第三脳室
　脳の正中部で、左右の視床に挟まれた間にあります。室間孔で側脳室と、中脳水道で中脳や第四脳室と連絡しています。第三脳室は間脳、中脳水道は中脳に、それぞれ対応しています。

・第四脳室
　第四脳室は橋と延髄に対応しています。この脳室の背側は第四脳室を覆う薄い構造物としてだけ存在していて、第四脳室の後方に小脳が覆っているようにみえます。
　中脳水道と脊髄中心管に連絡するほか、3カ所の開口部でくも膜下腔に連絡しています。左右の第四脳室外側口（ルシュカ孔）、正中後方にある第四脳室正中口（マジャンディ孔）です。

・中脳水道
　中脳の中を通る細い管です。上は第三脳室に続き、下方は第四脳室に連絡しています。

・中心管
　脊髄の中を縦に走っている細い管です。

図 56 脳室と脳室系

脳室は、左右の側脳室、第三脳室、第四脳室の計4つからなる。脳室系の腔所の中は脳脊髄液で満たされている。

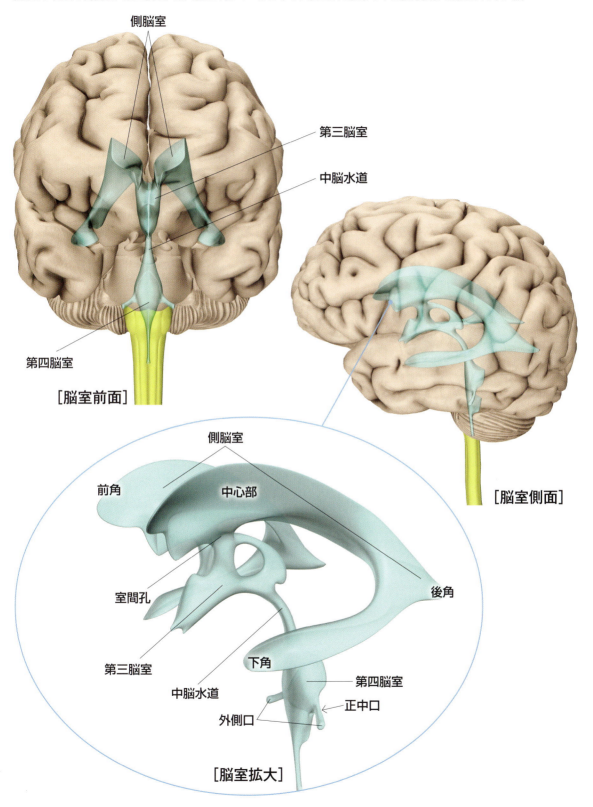

脳脊髄液 (のうせきずいえき：cerebrospinal fluid、liquor cerebrospinalis)

脳と脊髄を流れる「脳脊髄液」は脳に栄養を与えるだけでなく、衝撃吸収、脳の浮力化といった大事な働きをしています。

脳脊髄液とは

　脳室の腔所を満たしているのが「脳脊髄液」です。脳脊髄液は、脳室にある脈絡叢で産生されています。脈絡叢は、脳室の壁を裏打ちする「上衣細胞」と脳軟膜がつくる脈絡組織に毛細血管が加わってできたものです。

　こうしてつくられた髄液は、脳や脊髄の表面からも直接栄養を与えると同時に脳や脊髄を保護し、浮力を与えて脳脊髄の重さを軽減しています。この浮力によって、1kg以上もある脳本体の重量はわずか50g程度にしか感じられないようになっています。脳脊髄液と脳の関係は、私たちが湯船につかっているときの感覚に似ているかもしれません。

脳脊髄液の循環

　脳脊髄液は、側脳室、第三脳室、第四脳室にある「脈絡叢」からそれぞれの脳室内に分泌されています。分泌された脳脊髄液は、脳室を満たすと同時に、第四脳室の3つの口（左右の外側口と正中口）からくも膜下腔に入ります。こうして脳室でつくられた髄液は、脊髄も含めてくも膜下腔全域を巡ります。

　脳脊髄液が心臓に戻ってリフレッシュされるための経路はたくさんあります。大部分は、脳脊髄液の大部分はくも膜下腔にある多数の小突起（くも膜顆粒）を通して硬膜内の静脈洞に注がれ、そこから内頸静脈を経由して心臓に戻ってきます。脊髄は、硬膜静脈洞の代わりに脊髄静脈叢から静脈経由で心臓に戻ってきます。このほか、脳に分布する毛細血管から吸収される説や、末梢のリンパとなった液がリンパ循環路に入るという説もあります。

　脳神経や脊髄神経が中枢を出るとき、脳髄膜、脊髄髄膜と一緒にくも膜下腔の髄液も連れて行かれます。この髄液は末梢神線維周囲の組織液（リンパ）となることから、この説は否定できませんが量的には微々たるものだと思われます。

　最終的に、脳脊髄液は静脈を介して心臓に戻ってきます。成人の髄液の量は100〜160mLですが、1日に分泌される脳脊髄液は400〜600mLにもなります。

脳脊髄液の別名　column

　脳脊髄液は省略して「髄液」よばれることもあります。また、「リコール」とよぶ場合もありますが、これは正式名称ではありません。「リコール」はラテン語名の「liquor」からきています。お酒のリキュールや化粧品のリキッドと同じ意味で、直訳すると「液体」です。

　ちなみに、脊髄液と骨髄液とは全く別物です。脳脊髄液は脳と脊髄を満たす液体で、骨髄液は骨髄内の液体で骨髄細胞がたくさん含まれています。

図 57 脳脊髄液

脳室を満たす液体で、栄養を与えたり、衝撃を吸収したりと、大事な働きをしている。

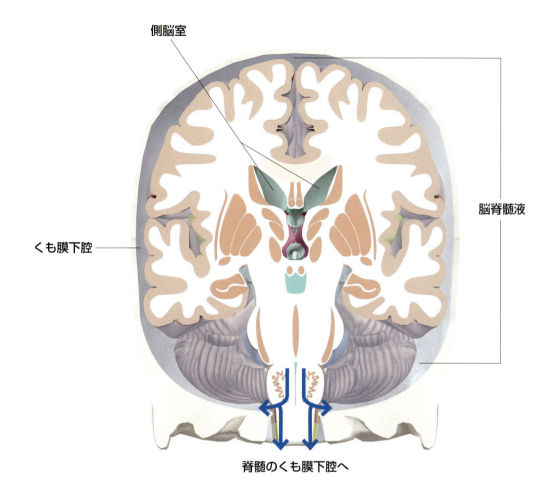

髄膜（ずいまく：meninges）

頭蓋骨と脊柱管の下にある3層の膜で、脳と脊髄を覆っています。

髄膜とは

　脳と脊髄の表面は、「髄膜」という3重の結合組織性の膜で保護されています。髄膜は、外側から「硬膜」「くも膜」「軟膜」の順に重なっています。硬膜は最外層にあって、脳や脊髄を外表面から覆っています。その下の中間層にあるのがくも膜です。最内層にあって脳脊髄に密着しているのが軟膜です。

硬膜（こうまく：dura mater）

　3つの膜の中で最も厚くて強い膜です。内外2葉に分かれています。硬膜外葉は頭蓋や脊柱管の内側で、骨膜の役目をしています。脳では、外葉と内葉はほとんど密着していますが、ところどころ離れている部分があります。離れているところには、1層の血管内皮に裏打ちされた硬膜静脈洞が入っています。硬膜状膜洞は、太い静脈と同じ働きをしていますが、血管平滑筋や血管外膜がありません。これは、外膜に相当する硬膜が硬くて強靱であるため外膜が不要で、循環も重力や呼吸による吸引で血液が流れるため血管平滑筋が必要ないのです。硬膜の一部は脳を大きく区分する仕切り（鎌やテント）となっています。

・大脳鎌
　大脳縦裂の間に硬膜内葉の部分が入り、左右の大脳半球の仕切りとなっている部分です。全体の形が「鎌」のようにみえることからその名がついています。大脳鎌の先端は、内頭蓋底の真ん中にある「鶏冠」についています。

・小脳テント
　後頭葉と小脳の間に水平に入り込んだ硬膜の部分です。

・小脳鎌
　大脳縦裂の間に硬膜内葉の部分が入り、左右の大脳半球の仕切りとなっている部分です。

・脊髄硬膜
　脳髄膜と基本構造は同じですが、一部異なるところがあります。脊髄硬膜は、骨膜である外葉と脊髄を包む内葉は常に離れています。外葉と内葉の間の隙間は硬膜上腔とよばれますが、脳ではここに静脈洞が入っているのに対して、脊髄では脂肪に満たされた中に硬膜静脈叢があります。

くも膜（くもまく：arachnoid mater）

　くも膜は、軟膜の外側を覆う薄い結合組織の膜です。3つの膜の中間に位置する繊細な膜で、脳に栄養を与えています。血管はなく内皮様組織（中皮）が覆っているのが特徴です。内面にも不完全な内皮様の細胞があります。軟膜との間を「くも膜下腔」といい、ここに脳脊髄液が入っています。

・くも膜顆粒（パッキオーニ小体）
　くも膜の外面に並ぶ中皮が集まり盛り上がったもので、顆粒の表面は中皮由来の細胞が覆っています。脳の表面に分布する動脈が出血を起こし、血液がくも膜下に出てくると、くも膜下出血となります。

軟膜（なんまく：pia mater）

　脳と脊髄の表面を覆っているのが軟膜です。軟膜とくも膜は、硬膜に対して「柔膜（じゅうまく）」とよぶことがあります。薄い線維性組織からなっています。

　血管に富んでおり、脳の切れ込みや溝に応じて隅々まで入り込んでいます。軟膜は疎性結合組織の一種です。この部の血管が切れて出血すると、血液がくも膜下腔にたまります。

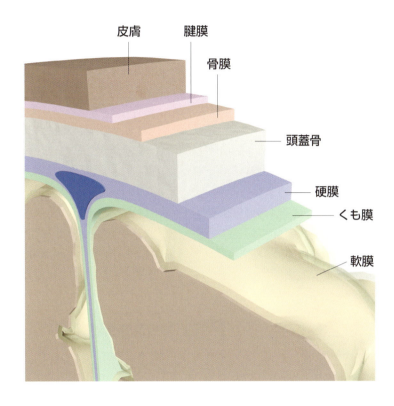

図58　髄膜
脳と脊髄の表面を覆う3層の膜。脳に近いところから軟膜、くも膜、硬膜からなる。

髄膜と末梢神経

　脳から出る脳神経、脊髄から出る脊髄神経は、それぞれ脳髄膜、脊髄髄膜を引き連れて（引き伸ばしながら）末梢に行きます。すなわち、脳脊髄を出るとき、髄膜を貫いて出てくるのではなく一緒に出てくるのです。1本1本を包む神経内膜、神経周膜、神経上膜という結合組織は、もともとは髄膜をつくっている組織であったということになります。そして、くも膜下腔の液体も、リンパ液として一緒に連れて出ていきます。

血管

動脈は、脳・脊髄の活動に必要な酸素と栄養を運ぶ血液の通り路です。静脈は、脳・脊髄の活動で出た老廃物や脳脊髄液を心臓に戻す血液の通り路です。

脳の動脈

　脳に酸素と栄養を供給しているのは「内頸動脈」と「椎骨動脈」の2種、左右で4つです。内頸動脈は、頸動脈管から頭蓋腔に入り「眼動脈」を分枝した後、「前大脳動脈」と「中大脳動脈」に分かれます。椎骨動脈は、大後頭孔から頭蓋腔に入り、延髄腹側下方で「後下小脳動脈」と「前脊髄動脈」を出した後、左右が合して「脳底動脈」を形成します。脳底動脈は、橋上部で左右の「後大脳動脈」に分かれるまで、「前下小脳動脈」、数本の「橋枝」、「上小脳動脈」や「迷路動脈」を出します。後大脳動脈と中大脳動脈は、後交通枝で連絡し、左右の前大脳動脈の間にも前交通枝ができると、脳底において前大脳動脈、中大脳動脈、後大脳動脈が連絡し、全体として多角形状の大脳動脈輪(ウィリス動脈輪)となります。これは、血液の流れの側副路(動脈吻合)になるもので、これにより、脳底に至るまで左右4本の動脈の一つが傷害されても、脳への血液供給が保たれるようになっています。大脳動脈輪から出る3つの大脳動脈からは、それぞれ脳の中心部に灌ぐ中心枝と、脳の表面に分布する皮質枝が出ます。脳の中に入る中心枝から灌流先には動脈吻合はなく、終動脈となっているため、いずれかの大脳動脈が傷害されると、その動脈が栄養を与えていた脳の領域も傷害を受けます。2〜3分以上酸素が断たれると永続的な障害が起こります。

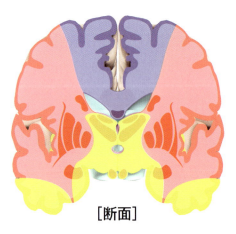
[断面]

図59　動脈灌流領域
動脈灌流の領域は、前大脳、中大脳、後大脳の3つに分かれている。

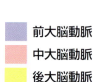
■ 前大脳動脈
■ 中大脳動脈
■ 後大脳動脈

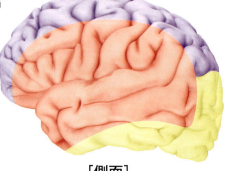
[側面]

column

吻合(ふんごう)

　血管同士が毛細血管を経ないで直接連結することを、吻合といいます。動脈吻合、静脈吻合、動静脈吻合の3種類あります。大脳動脈輪では動脈同士が連結しているので、動脈吻合になります。静脈吻合は、皮膚からみえる「皮静脈」のネットワークで確認できます。手の甲や腕でよくみえます。動静脈吻合は指先にあり、体温調節のセンサーとなっている部位です。

図60 脳の動脈

脳の大動脈はそのほとんどが脳底部から起こっている。

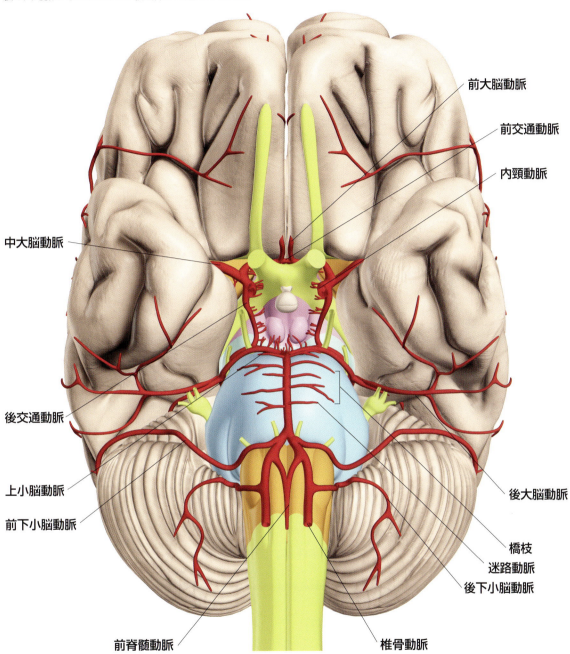

脊髄の動脈

　脊髄に向かう動脈は主に椎骨動脈の枝で、途中で肋間動脈や腰動脈の枝も合流します。脊髄を栄養する主たる動脈は、椎骨動脈の枝の1本の前脊髄動脈と2本の後脊髄動脈です。各髄節の背部で、両側に枝（中心溝動脈、軟膜動脈叢）を出し、脊髄の腹側3分の2を栄養しています。後脊髄動脈は全長にわたって連続していますが、前脊髄動脈は上下の連絡に乏しくて、分節性に栄養するのが特徴です。

脳の静脈

　脳の静脈は、動脈には伴行せず、平滑筋細胞はところどころにみられますが、壁は筋層を欠いて薄く静脈弁がありません。大脳を灌流する静脈は近傍の硬膜静脈洞に入るものが多く、静脈洞の血液は最終的にＳ状静脈洞に集まり、頸静脈孔から内頸静脈を経て心臓に戻ります。一部は、海綿静脈洞から上下の眼静脈や翼突筋静脈叢を経由して顔面静脈に入ります。また、頭蓋骨を貫いて頭部の皮静脈に入る（導出静脈）経路もあります。

　硬膜静脈洞は、大脳鎌の上縁を前後に走る上矢状静脈洞と下縁を走る下矢状静脈洞があり、後頭部で横静脈洞に連なります。大脳鎌と小脳テントの癒合部の中の直静脈洞は、後頭部で横静脈洞に続き、ここには大脳深部の血液が集まります。横静脈洞は、左右２本に分かれて横洞溝中をＳ状静脈洞に向かいます。トルコ鞍を取り囲む海面静脈洞は、その後方の錐体静脈洞に連なり、さらにＳ状静脈洞に連なっています。

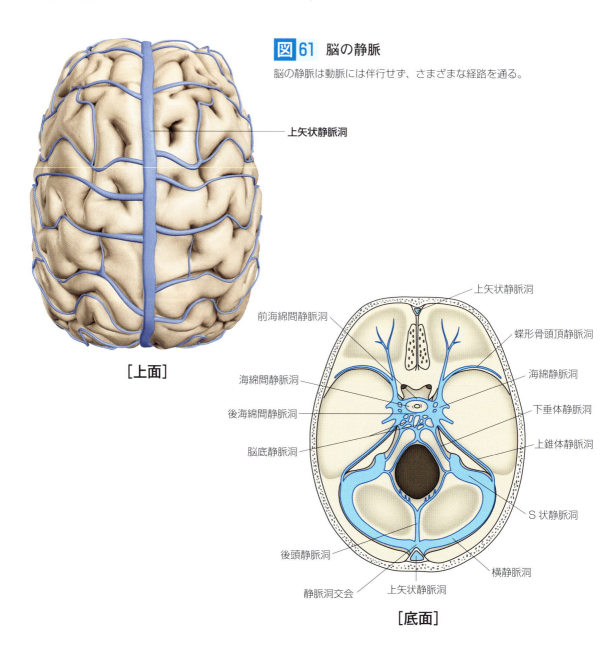

図61　脳の静脈

脳の静脈は動脈には伴行せず、さまざまな経路を通る。

頭蓋

脳は、「脳頭蓋」がつくる「頭蓋腔」の中に収まっています。

脳頭蓋

　頭の骨（頭蓋骨）は、脳を容れている脳頭蓋と、顔をつくっている顔面頭蓋に分けられます。脳頭蓋は、6種8個の骨でできています。

・**前頭骨（frontal bone）**
　前頭にある骨という意味です。内頭蓋底の前方の窪み（前頭蓋窩）をつくる主要な骨で、内頭蓋底には脳の前頭葉が入ります。扁平な「前頭鱗」は骨の大部分を占めます。眼窩の上壁（眼窩部）と鼻部の上部をつくる部分も含まれます。骨の種類は含気骨で、中に副鼻腔の前頭洞があり、これは中鼻道と連絡をしています。内頭蓋底側の正中部では篩骨の鶏冠という部分を両側から挟んでいます。

・**後頭骨（occipital bone）**
　内頭蓋底の後頭蓋窩をつくる骨で、ここに小脳が収まります。前方の「大後頭孔（大孔）」から、さらにその前方の「斜台」には、中脳以下の脳幹が上から順番に収まっています。大後頭孔の内側に舌下神経が出ていく舌下神経管があり、側頭骨との間にできる「頸静脈孔」からは、内頸静脈と共に舌咽神経、迷走神経、副神経の3つの脳神経が出ています。

・**側頭骨（temporal bone）**
　内頭蓋底の真ん中、中頭蓋底と横壁をつくる主要な部分です。ここに側頭葉が収まります。中頭蓋窩には内耳が入る錐体部があり、後頭蓋窩には顔面神経と内耳神経が通る内耳孔があります。乳様突起の中は、乳突洞（乳突蜂巣）という空洞があり、ここは、中耳（鼓室）と交通しています。

・**頭頂骨（parietal bone）**
　脳を側面上部と上面から保護している扁平な骨です。頭の頂という意味で、頭頂骨という名がついています。外側には上側頭線と下側頭線がみえます。左右の頭頂骨が連結しているところ（矢状縫合）に対応して、硬膜静脈洞（上矢状静脈洞）があります。

・**蝶形骨（sphenoid bone）**
　蝶が羽を広げているような形にみえることからこうよばれます。内頭蓋底の中央にあり、前頭蓋の後縁を支え、中頭蓋窩前壁をつくっています。また、眼窩の一部を構成しています。蝶形骨の中央にはトルコの鞍に似ているトルコ鞍という名の場所があり、その中央に下垂体が収まる下垂体窩があります。トルコ鞍の場所は、間脳の視床下部の位置になります。蝶形骨にはたくさんの神経や血管が通る穴があります。眼窩には視神経管（視神経と眼動脈）と上眼窩裂（眼神経、動眼神経、滑車神経、外転神経）があり、中頭蓋底には正円孔（上顎神経）、卵円孔（下顎神経）、棘孔（中硬膜動脈）、頸動脈管（内頸動脈）などがあります。また、蝶形骨にも副鼻腔の蝶形骨洞（鼻腔の天井奥の蝶篩陥凹に開口）があります。

・**篩骨（ethmoid bone）**
　前頭蓋窩の正中部分に鶏の鶏冠のような突起（鶏冠）が出ています。下方は鼻腔の壁の一部となっています。篩骨の名前の由来は、鶏冠の両脇にある小さく細かな孔が、粉篩の孔に似ているところからきています。この孔は、篩骨孔といい、嗅神経がここを通って鼻腔に出ます。そして、この上に乗っている嗅球の中に入って、ニューロンを交代しています。鶏冠には、大脳半球を左右に分ける大脳鎌の先端がついています。篩骨には副鼻腔である前篩骨洞（中鼻道に開口）と後篩骨洞（上鼻道に開口）があります。

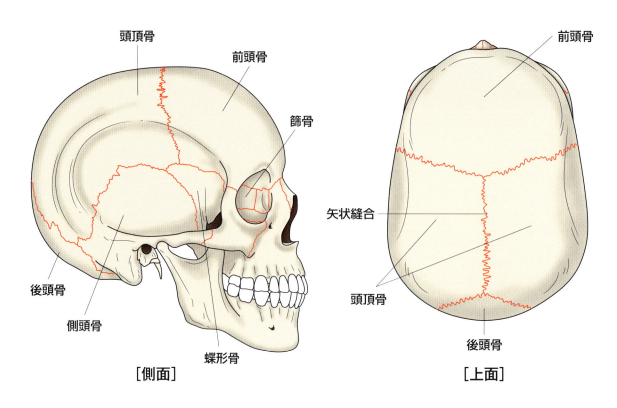

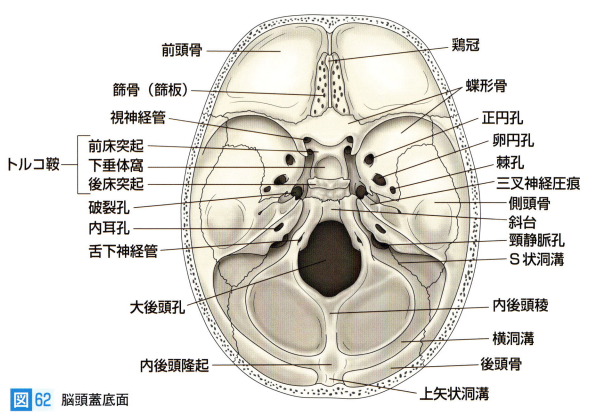

図62 脳頭蓋底面

側面と底面からは蝶形骨、篩骨、前頭骨、後頭骨、側頭骨、頭頂骨がみえる。上面からみえるのは、前頭骨、後頭骨、側頭骨、頭頂骨のみ。

3章

神経系

脳は神経によって身体の各器官とつながっています。
ここでは、神経の構造と働きについて紹介します。

神経系とは

脳・脊髄という器官を中心に、全身の働きを調整するために
協力して働いている神経の集まりを「神経系」といいます。

神経系の種類

「神経系（nervous system）」は、全身の働きを調整するため、体の内外からの情報を集め、複雑に伝達しあって働いています。神経系には、「中枢神経」と「末梢神経」があります。

中枢神経と末梢神経

神経系は、「中枢神経」と「末梢神経」に分けられます。中枢神経は、脳と脊髄からなる神経系で、指令を発したり情報を収集したりと、文字通り最重要器官として働いています。末梢神経は、脳と脊髄に出入りする神経線維の束や、脳・脊髄以外の神経細胞のことです。中枢神経と身体の各部位は、末梢神経によってつながっています。

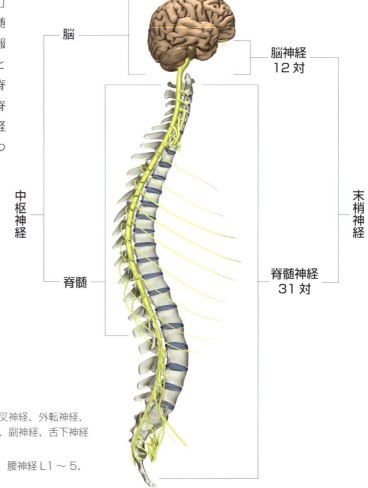

図63 中枢神経と末梢神経

中枢神経（central nerve）
・脳（brain）
・脊髄（spinal cord）

末梢神経（peripheral nerve）
・脳神経 12 対（cranial nerves）
　嗅神経、視神経、動眼神経、滑車神経、三叉神経、外転神経、顔面神経、内耳神経、舌咽神経、迷走神経、副神経、舌下神経
・脊髄神経 31 対（spinal nerves）
　頸神経 C1～8、胸神経 T（Th）1～12、腰神経 L1～5、仙骨神経 S1～5、尾骨神経 Co

末梢神経の分類

末梢神経は、脳神経と脊髄神経に分けられていますが、ほかにもいくつかの基準で分類されます。

形態学的分類

形態学的には次の3つに分けられます。
① 出ている場所：脳神経と脊髄神経
　脳から出ている神経は「脳神経」、脊髄から出ている神経は「脊髄神経」です。
② 分布先：身体か内臓か
　身体（骨・筋・皮膚など）に分布する神経は「体性神経（狭義の脳脊髄神経系）」、内臓の筋や腺などに分布する神経は「臓性神経」です。
③ 分布状況：一般的か特殊か
　いろいろな所に分布する「一般的な」神経と、限られた特別な場所にのみ分布する「特殊な」神経があります。

機能的分類

機能的には次の3つに分けられます。
① 情報伝達の方向による分類1：遠心性と求心性
　中枢から遠のく方向で、末梢の筋や腺に向かう「遠心性神経」と、末梢からの感覚情報が機能の中心（中枢）に向かう「求心性神経」の2方向があります。
② 情報伝達の方向による分類2：下行性と上行性
　指令を出す中枢（大脳皮質など）が上位で、指令を受ける方が下位です。上位から下位に向かう方向を「下行性」、下位から上位に向かう方向を「上行性」といいます。伝導路で使われます。
③ 働きの種類による分類：運動性と感覚性
　中枢から末梢に伝える内容は運動指令で「運動性」、末梢から中枢に伝える内容は感覚情報で「感覚性」です。感覚情報は脳で認知されるので「知覚性」ともいわれます。

　まとめると、遠心性＝下行性＝運動性であり、求心性＝上行性＝感覚性（知覚）という関係です。このほか、思う通りに行動を始める随意運動（体性神経）であるか、そうでない不随意運動かという分け方や、意識に上る感覚なのか、意識に上らない感覚なのかという分類もありますが、これらは脳の関与の種類で分類されたもので、末梢神経の分類ではありません。伝導路のところで説明します（p.100）。

＊注）遠心性・運動性・下行性神経と求心性・感覚性・下行性神経は、それぞれに「体性」と「臓性」があります。
＊注）体性神経系にも臓性神経系にも、情報伝達の方向から「運動神経」と「感覚神経」があります。
＊注）臓性神経系のうち、不随意筋（平滑筋・心筋）や腺を支配する神経は「自律神経」とよばれます。

column

「神経」という言葉は江戸時代にできた

「神経」は、杉田玄白が『解体新書』（1774年）の中で初めて使った言葉です。それまでにも「神気」という似た言葉はありましたが、これは「精神力」とか「気力」という抽象的な意味をもった言葉です。神経は、それまで誰も肉眼的にみたことがありませんでした。杉田玄白が脳・脊髄と連絡する白い神経線維の束をみたとき、「nerve」に対して「神気の経脈とは、これがそうか」と思って、「神経」と命名したといわれています。

脳神経（のうしんけい：cranial nerves）

脳神経は、脳と直接つながっている末梢神経で、頭や首（頸）に分布しています。

脳神経とは

末梢神経のうち、脳と直接つながっている神経を「脳神経」といいます。脳神経は、頭蓋底の孔を通って頭部、頸部および体幹の内臓に分布しています。

脳神経の種類

脳神経は第Ⅰ脳神経から第Ⅻ脳神経まで左右12対あります。番号は、脳に出入りする位置（高さ）で決められていて、番号はローマ数字で表します。記載順は嗅神経が最初で、二番目が視神経です。以下、動眼神経、滑車神経、三叉神経、外転神経、顔面神経、内耳神経、舌咽神経、迷走神経、副神経、舌下神経となります。脳に出入りする位置（高さ）というと、鼻（嗅神経）より眼（視神経）の方が上なのでは、と思いがちですが、脳神経の順番は、嗅神経が一番です。ヒトは直立姿勢になったので、眼の位置が顔の中で一番高いところにありますが、脳と末梢神経が連絡する場所は、嗅神経が嗅球のところで脳に入るのでこれが一番目、視神経が視床の後部で二番目になります。

脳神経は、機能の面では運動性、感覚性、混合性（運動性＋感覚性）の3種に区分されます。

図64　脳神経

12対の脳神経は、出入りする位置が決まっている。

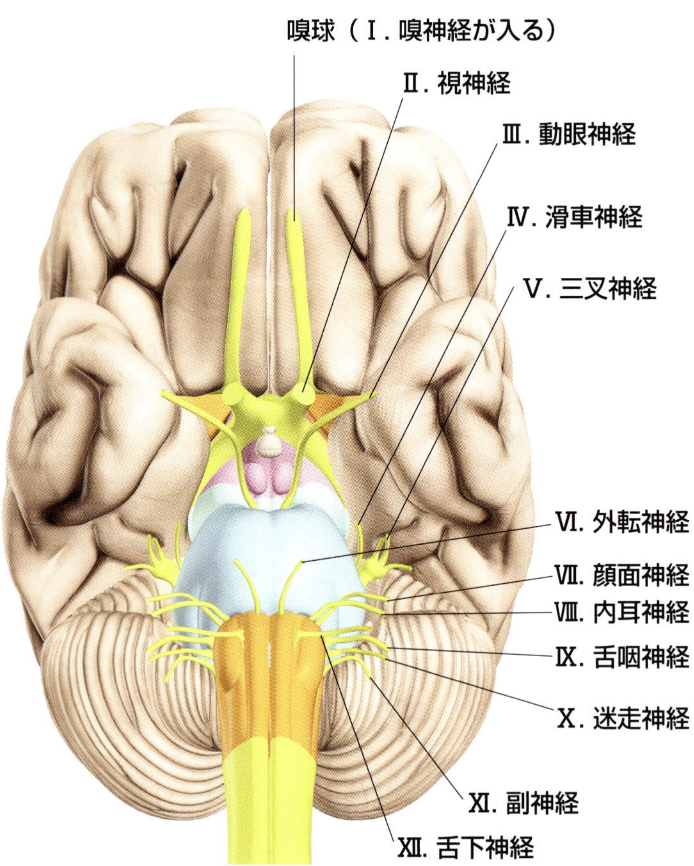

- 嗅球（Ⅰ. 嗅神経が入る）
- Ⅱ. 視神経
- Ⅲ. 動眼神経
- Ⅳ. 滑車神経
- Ⅴ. 三叉神経
- Ⅵ. 外転神経
- Ⅶ. 顔面神経
- Ⅷ. 内耳神経
- Ⅸ. 舌咽神経
- Ⅹ. 迷走神経
- Ⅺ. 副神経
- Ⅻ. 舌下神経

Ⅰ. 嗅神経 (きゅうしんけい：olfactory nerve)

[概要] 感覚性

　脳神経の中で一番短い神経で、におい情報を脳に伝えます。嗅神経の伝導路は、視床を通らず直接大脳に情報を届けています（投射）。

＊注）「投射」とは、上位ニューロン（大脳皮質の神経細胞）と下位ニューロン（皮質下の脳部位や脊髄の神経細胞）の間で行われる情報伝達のことです。このとき、上位ニューロンと下位ニューロンを連絡する線維のことを「投射線維」といいます。

[経路]

　一次ニューロンは、鼻腔の嗅上皮の中にある感覚ニューロン（双極ニューロン）で、感覚受容細胞が第一ニューロンを兼ねています。この細胞の中枢性突起（軸索）の束は、片側20本ほどに分かれて篩骨の篩板（篩板孔）を通り抜け、嗅球（灰白質）の中に入ります。嗅球の中で、僧帽細胞や房飾細胞とシナプスを形成します。これらの細胞の軸索は、嗅索の中を通り、大部分は外側嗅条に入って、嗅皮質に伝わります。

[主な障害]

　嗅覚消失（anosmia：両側性嗅覚消失）は、風邪や鼻の病気などでみられます。一側性嗅覚消失は、前頭葉下面、嗅溝（嗅索が通る）の髄膜腫でみられます。これは、嗅索が圧迫されるためです。

　においが分からなくなると、味覚も低下します。これは「味」を思い出す「においの記憶（嗅覚）」の影響が非常に大きいからです。

図65 嗅神経の一次ニューロン

鼻腔の嗅上皮の中にあり、約20本の線維が束になっている。ここから篩骨を通って嗅球に達する。

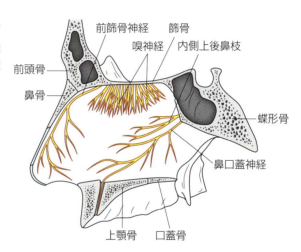

図66 嗅神経の入る場所

嗅神経は脳神経の中で最も短く、視床を通らずに直接大脳に情報を届ける。

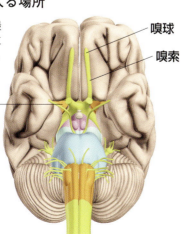

図67 嗅神経の通り路

嗅球の中に入ると、ほかの細胞とシナプスを形成する。

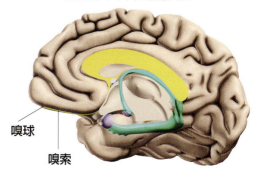

Ⅱ. 視神経 （ししんけい：optic nerve）

[概要] 感覚性

物をみるための神経で、眼から光情報を集めて脳に伝えます。網膜の中の最も内側にある網膜神経節細胞の軸索が100万本ほど集まってできています。

[経路]

網膜の視細胞の興奮は双極細胞（一次感覚ニューロン）に伝わり、次に網膜神経節細胞（二次ニューロン）に伝わります。この二次ニューロンの軸索が視神経です。

視神経は眼球を出て、視神経管を通り頭蓋腔（中頭蓋窩）に入ります。視神経交叉溝では、左右の視神経のそれぞれの内側からくる線維だけが反対側に交叉します（半交叉）。交叉した線維と交叉しなかった線維が合して、左右それぞれの視索となり脳幹の外側（大脳脚部）を回り、主に視床後部の外側膝状体でニューロンを交代します。外側膝状体のニューロン（三次ニューロン）の軸索は視放線となり、後頭葉内側面の視覚野（第17野）にいきます。

視索の一部は上丘に入り、網膜の中心で捉えた動きや、眼球に入る光の反射的調節（対光反射）に関わっています。また、視神経の一部で視床下部の視交叉上核に終わり、概日周期に関わる線維もあります。

[主な障害]

視野欠損：視神経、視神経交叉部、視索など損傷部位独特の視野欠損が生じます。視野の測定を行うことで、損傷部位が特定できます。下垂体腫瘍では、両耳側半盲が多くみられます。

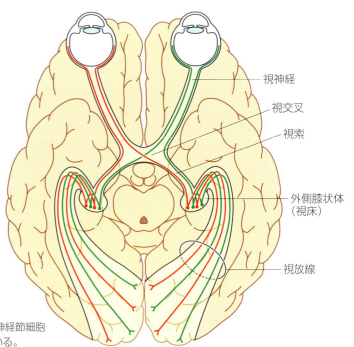

図 68　視神経

視神経は網膜の内側にあり、網膜神経節細胞の軸索が100万本ほど集まっている。

Ⅲ. 動眼神経 （どうがんしんけい：oculomotor nerve）

[概要] 運動性

文字通り、眼球運動に関わる神経です。体性運動性は、外眼筋（上眼瞼挙筋、内側直筋、上直筋、下直筋、下斜筋）を支配して、副交感性は、内眼筋（毛様体筋、瞳孔括約筋）を支配します。

[経路]

中脳の動眼神経核から体性運動性、動眼神経副核から副交感性の神経を出して、滑車神経、外転神経とともに脳幹（大脳脚内側面）から出ます。その後前方の海綿静脈洞上壁（近傍に腫瘍や動脈瘤ができると圧迫を受けやすい）に沿って前を進み、上眼窩裂から眼窩へ入ります。

上枝は上眼瞼挙筋、上直筋を支配し、下枝は内側直筋、下直筋、下斜筋を支配します。

[主な障害]

動眼神経が麻痺すると眼瞼下垂、外斜視、複視、瞳孔散大（散瞳）、対光反射の消失、水晶体の調節反射の消失などが起こります。

Ⅳ. 滑車神経（かっしゃしんけい：trochlear nerve）

[概要] 運動性

眼窩内で、上斜筋という眼球運動に関わる筋をコントロールしています。脳神経の中では二番目に細い神経です。

[経路]

中脳の滑車神経核を出て、下丘の下方で滑車神経交叉を行い、背側から中脳を出ます。大脳脚を回って前側へ進み、錐体尖の近くで硬膜を貫いて、海面静脈洞の上壁を前進し、上眼窩裂に入ります。

[主な障害]

滑車神経が麻痺すると、下方がみえない複視（階段を降りるのが困難）などの症状が起こります。

Ⅵ. 外転神経（がいてんしんけい：abducens nerve）

[概要] 運動性

眼球の向きを外転させる（外向きにさせる）「外側直筋」の運動を支配しています。

[経路]

橋被蓋の外転神経核から出て、内頸動脈の外側、海面静脈洞の中を進み、上眼窩裂を通って眼窩に入り外側直筋に至ります。

[主な障害]

外転神経が麻痺すると内斜視になります。片側が麻痺しているとき、患側をみようとすると複視が起こります。

図68 動眼神経、滑車神経、外転神経

動眼神経、滑車神経、外転神経は、眼球を動かす筋を支配している。どれか一つが傷害を受けても眼球の動きに支障が出る。

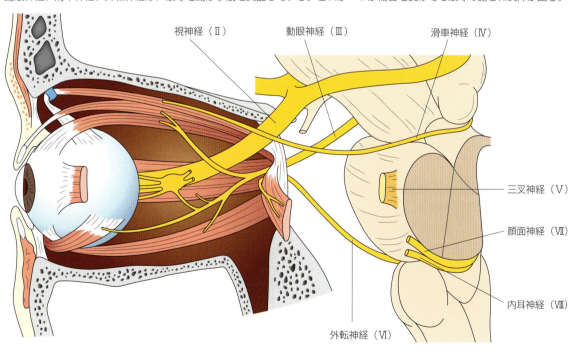

V. 三叉神経 (さんさしんけい：trigeminal nerve)

[概要] 混合性

　脳神経の中で最も太い神経で、三枝（眼神経、上顎神経、下顎神経）に分かれ、顔、頭皮、鼻、口、歯、舌の感覚と咀嚼筋の感覚と運動を支配しています。歯が痛いときに痛みを脳に伝えるのはこの神経です。

　感覚を中継する一次ニューロンは、三叉神経節（半月神経節）内にあります。三叉神経節は、内頭蓋底の中頭蓋窩の破裂孔の近くにある三叉神経圧痕という浅いくぼみに収まっています（図72）。

・眼神経

　感覚性のみ（三叉神経節－上眼窩裂－眼窩へ）

　硬膜（小脳テント）、結膜、角膜、涙腺、鼻腔と副鼻腔の粘膜、鼻根部の皮膚、前頭部や頭頂部の皮膚からの感覚情報を集めます。

・上顎神経

　感覚性のみ（三叉神経節－正円孔－翼口蓋窩へ）

　上顎の歯と歯肉、口腔粘膜の一部、口蓋と鼻咽頭粘膜および上顎洞の粘膜の体性感覚を伝えます。

・下顎神経

　混合神経（三叉神経節－卵円孔－側頭下窩へ）

　下顎の歯と歯肉、下唇の皮膚、口腔底の粘膜、頬粘膜と皮膚、脳硬膜、側頭部と耳介の皮膚からの体性感覚を伝えます。

・咀嚼リズム

　咀嚼リズムは咀嚼中の顎運動周期のことであり、その周期は食物の性状によって多様なパターンを示します。咀嚼リズムは末梢性と中枢性の二つの制御因子が働くことにより形成されています。

① 末梢性の制御：食物が硬い、厚いなどの末梢の感覚情報は、三叉神経によって脳に伝達され、反射となって咀嚼リズムが形成されます。

② 中枢性の制御：三叉神経運動核の運動ニューロンは上位の運動中枢（大脳皮質・大脳基底核・扁桃体）からの入力を受けてその活動が制御されています。

[経路]

　三叉神経節からの感覚ニューロンは、末梢からの情報を集め、中枢性の突起は橋レベルで脳幹内に入り、三叉神経主感覚核（橋）、三叉神経脊髄路核（延髄）に終わります。運動根は、橋被蓋の三叉神経運動核から出て、三叉神経節の下面内側を前方に進み、下顎神経の知覚線維と一緒になって、咀嚼筋に向かいます。運動神経線維は、咀嚼筋、顎舌骨筋、顎二腹筋前腹、口蓋帆張筋、鼓膜張筋を支配しています。

[主な障害]

　咀嚼筋が麻痺すると、口を開けようとするとき（開口運動）に下顎がどこかに偏ってしまう（偏位）という現象が生じます。4つの咀嚼筋のどれが麻痺するかによって症状は変わります。鼓膜張筋の麻痺では聴覚過敏という聴覚障害が起こります。また、同枝の持続的興奮により咬筋の痙攣が起こる（咬痙_{こうけい}）角膜反射低下などがあります。

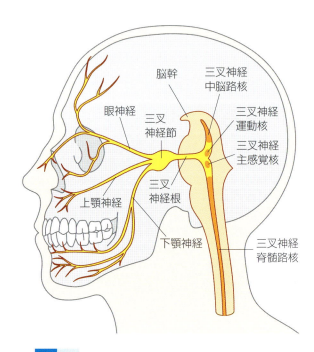

図70　三叉神経の経路

三叉神経は眼神経、上顎神経、下顎神経に分かれて、眼球、口、舌の感覚と運動を支配する。

図71 三叉神経の体性局在

顔は三叉神経支配だが、眼神経、上顎神経、下顎神経で支配領域が分かれている。頭部は脊髄神経支配。

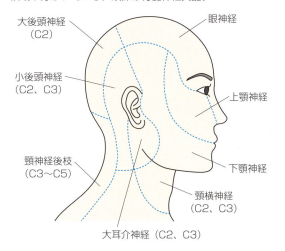

図72 三叉神経圧痕

三叉神経圧痕は三叉神経節によってできたくぼみ。

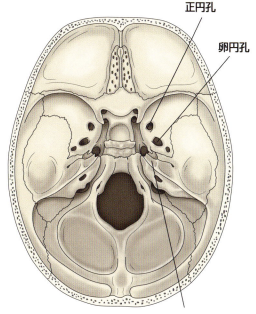

図73 三叉神経が支配する咀嚼筋

三叉神経（下顎神経）が支配する咀嚼筋には、側頭筋、咬筋、外側翼突筋、内側翼突筋がある。

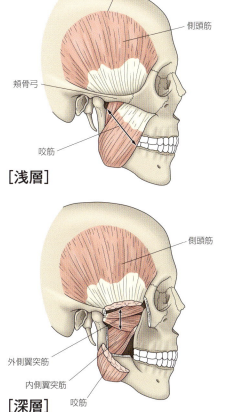

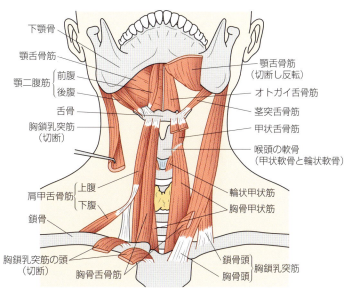

図74 三叉神経が支配する顎の筋

顎二腹筋の前腹は三叉神経（下顎神経）、後腹は顔面神経支配。舌骨と下顎骨の間の筋は顔面神経と三叉神経の支配が混在している。

Ⅶ. 顔面神経（がんめんしんけい：facial nerve）

[概要] 混合性

表情筋とアブミ骨筋（運動性）、舌の前3分の2の味覚（感覚神経）、顎下腺、舌下腺、涙腺、鼻腔・副鼻腔・口蓋の粘液腺（副交感性）を支配する混合性神経です。顔面神経の上部は同側性支配、下部は対側性支配です。

[経路]

橋の下縁を出入りします。上唾液核から副交感性の節前ニューロンが出てきて中間神経をつくります。この神経は、顔面神経膝にある中間神経の感覚ニューロンからの中枢性突起（感覚根）を含んでいます。運動神経がつくる顔面神経運動根のすぐ外側で脳幹を出た後、顔面神経運動根に合流し、顎下腺、舌下腺、涙腺、鼻腔・副鼻腔・口蓋の粘液腺に分布します。顔面神経核からの運動性神経は脳幹を出た後、中間神経と合流し、さらに内耳神経と一緒に内耳孔に入ります。内耳道で内耳神経から分かれ、顔面神経管に入ります。途中、顔面神経管の中で、ほぼ直角に曲がり、鼓室の後壁に沿って下行し、茎乳突孔から外頭蓋底に出て、表情筋や舌骨上筋群を支配します。

[主な障害]

顔面神経の中枢性麻痺（核上性麻痺）のうち、片側の核上麻痺では、顔面下半分の筋に反対側性の麻痺（半側麻痺）が起こります。このとき顔面上部の前頭筋と眼輪筋には麻痺はありません。顔面神経の末梢性麻痺では、Bell麻痺（急性麻痺）が多いですが、これは顔面神経の走行過程のどの部位の障害かで、出現する症状は異なります。

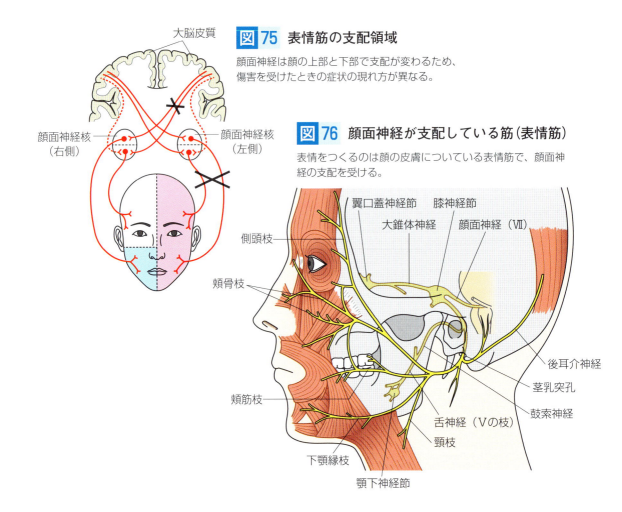

図75 表情筋の支配領域

顔面神経は顔の上部と下部で支配が変わるため、傷害を受けたときの症状の現れ方が異なる。

図76 顔面神経が支配している筋（表情筋）

表情をつくるのは顔の皮膚についている表情筋で、顔面神経の支配を受ける。

Ⅷ. 内耳神経（ないじしんけい：vestibulocochlear nerve）

[概要] 感覚性（特殊）

耳の内耳にある前庭神経と蝸牛神経が合流した神経で、聴覚と平衡感覚を伝えます。

[経路]

聴覚の受容器は内耳の蝸牛管内ラセン器の有毛細胞です。一次ニューロンはラセン神経節細胞（有毛細胞とシナプス）です。蝸牛神経（内耳神経）は、ラセン神経節細胞の中枢性突起から蝸牛神経核の細胞（二次ニューロン）を経て大部分は反対側のオリーブ複合体（三次ニューロン）に終わります。両側の三次ニューロンは外側毛体を上行し下丘へいきます。下丘からは視床に向かい、視床の内側膝状体から聴放線を経て、側頭葉聴覚野に終わります。下丘は聴覚の反射回路形成にも関与します。

平衡覚は、前庭神経がつかさどります。一次ニューロンは、前庭神経節にいます。前庭迷路内、卵形嚢、球形嚢の平衡斑（直線加速度）と半規管（回転加速度）から情報を集め、大部分が延髄の前庭神経核でニューロンを交代します。一部は、下小脳脚を通って直接小脳へ至ります。

前庭神経核から出ていく経路は主に4つあります。

① 視床（三次ニューロン）を経て大脳皮質にいき、身体の位置の知覚に関わります。
② 外眼筋支配の運動核に至る経路で、前庭動眼反射に関わります（前庭中脳路）。
③ 小脳（片葉小節葉、前庭小脳）への経路。頭の傾きや動きの調整に関わります。
④ 脊髄に下る経路（前庭脊髄路）で、四肢・頸部・体幹のバランスをとる動きに関わります。

[主な障害]

この神経が損傷すると、難聴、耳鳴りといった聴覚器の異変や、めまい、ふらつき、立ちくらみなどもきたします。日常生活で起きる障害には、車酔い、アルコール性千鳥足、薬の副作用があり、疾病には、脳梗塞、脳腫瘍、脳出血、メニエール病、起立性低血圧、自律神経失調症、更年期障害などがあります。

図77 内耳神経が支配している領域

内耳神経は音とバランスをつかさどる。内耳の蝸牛神経は聴覚からの情報を伝え、前庭神経は平衡感覚を伝える。

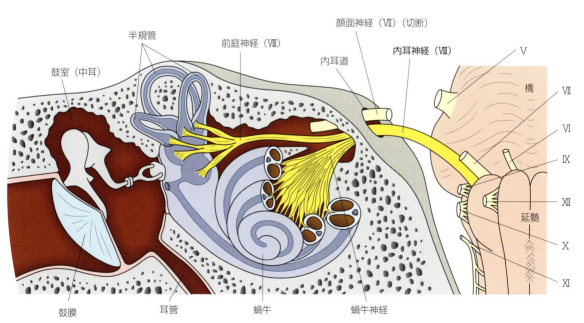

IX. 舌咽神経 (ぜついんしんけい：glossopharyngeal nerve)

[概要] 混合性

舌と咽頭に分布する神経で、知覚・運動・味覚を支配する混合神経です。

[経路]

延髄オリーブ核背側から頸静脈孔、頭蓋腔の外に走行しています。上神経節、下神経節、内頸静脈と総頸動脈の間を下行、内頸静脈と総頸動脈の前方へ出て、舌根へ向かいます。体性の運動線維は、延髄の疑核のニューロンを出て、茎突咽頭筋を支配します。臓性（副交感性）の運動線維は、橋の下唾液核から出て鼓室神経、小錐体神経を経て耳神経節でニューロンを交代します。耳神経節から出た神経線維は耳介側頭神経（下顎神経の枝）と合流して耳下腺に向かいます。

体性感覚は三叉神経主感覚核と三叉神経脊髄路核から出て、舌の後ろ3分の1の知覚や上部咽頭の知覚をつかさどります。特殊感覚は、孤束核から出て舌の後ろ3分の1の味覚をつかさどる線維と血圧変化（頸動脈洞）や血中二酸化濃度変化（頸動脈小体）へ枝を出す頸動脈洞枝があります。

[主な障害]

舌咽神経が単独で傷害されることはほとんどありません。迷走神経、副神経と一緒に起こることが多く、その場合、舌の3分の1の体性感覚、味覚の消失、上部咽頭の体性感覚の消失、耳下腺の分泌低下などがみられます。

図 78 舌咽神経の行き先

耳神経節から出た神経線維は耳介側頭神経（下顎神経の枝）と合流して耳下腺に向かう。

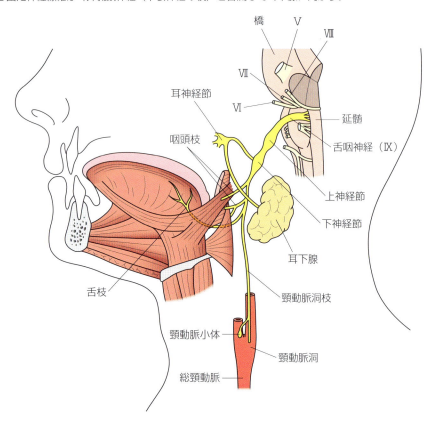

Ⅹ．迷走神経（めいそうしんけい：vagus nerve）

[概要] 混合性

　循環や消化・呼吸活動など頸部から胸部内臓や腹部内臓（一部）に分布する神経で、脳神経の中で唯一腹部に達する長い神経です。味覚、一般臓性知覚、嚥下運動、発声に関わり、副交感性の機能も備えています。分布範囲の広さや走行のややこしさから、「迷走」という名前がつけられています。

[経路]

　胸・腹部内臓への走行は複雑です。オリーブ核背側から出て頸静脈孔を経由し、頭蓋腔の外へ出ます。そこから出た感覚性の線維は、頸静脈孔内にある上神経節か下神経節でニューロンを交代します。神経節から出た線維は、頸部では内頸動脈の後外側を下行し、そのまま総頸動脈の後外側を下行します。胸腔内に入ってからは、右側の迷走神経は右鎖骨下動脈の前を下行して気管支と食道の後を下行していきます。左側の迷走神経は大動脈弓の前で下行し、気管支の後・食道の前を下行していきます。両者は食道の前後を挟んで横隔膜食道裂孔から腹腔へ入ります。

① 頭頸部の枝と経路

・硬膜枝と耳介枝

　感覚：脳硬膜、耳介、外耳道の一部の知覚を三叉神経主感覚核と三叉神経脊髄路核に伝えます。

・咽頭枝

　運動：舌咽神経の枝と交感神経の枝と共に咽頭神経叢をつくり、咽頭筋と口蓋筋の大部分を支配します。

　感覚：喉頭蓋と咽頭の味蕾から味覚と体性感覚を伝えます。

・上喉頭神経

　運動：輪状甲状筋を支配します。

　感覚：声帯より上方の喉頭粘膜に分布します。

・心臓枝

　一側3本（上・下頸心臓枝、胸心臓枝）の枝は心臓神経叢をつくりますが、ここには交感神経の線維もきています。この中の心臓神経節で副交感性の線維はニューロンを換え、ここからの節後線維は心拍数の低下に働きます。

・反回神経（下喉頭神経）

　迷走神経から分かれた反回神経は、右側は右鎖骨下動脈で、左側は大動脈弓を反回し上方に向かいます。

　感覚：声帯より下方の喉頭粘膜に分布します。

　運動：大部分の喉頭筋を支配します。

② 胸部の枝と経路

・気管支枝：数本

　大部分は平滑筋と腺を支配する副交感神経の節前線維です。気管支収縮と肺の拡張に働きます。

・食道枝

　食道神経叢を形成します。この中に副交感節前線維を含みます。

③ 腹部の枝と経路

　前・後胃枝、肝枝、腹腔枝、腎枝などを出します。大部分は平滑筋と腺の支配をする副交感節前線維です。分布の下端は横行結腸です。

[主な障害]

　反回神経麻痺、嗄声、嚥下障害、消化管の運動障害、心拍数増加がみられます。

図79 迷走神経の経路

内臓まで行く神経で、消化活動をつかさどる。

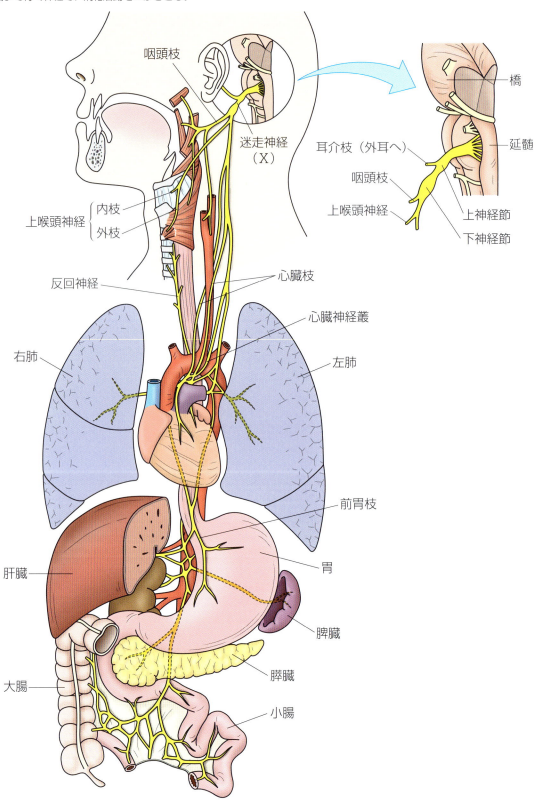

XI. 副神経 （ふくしんけい：accessory nerve）

[概要] 運動性

　脊髄根と延髄根の2根があります。脊髄根は僧帽筋と胸鎖乳突筋を支配します。延髄根は迷走神経の一部として咽喉頭に分布しますので、最近は、脊髄根が本来の副神経であるという考え方もあります。

[経路]

　脊髄根（外枝）：第1～第5頸髄から脊髄を出た後、まとまって大後頭孔の中から頭蓋腔内へ入り、延髄根と合流した後、副神経となって舌咽神経や迷走神経と共に頸静脈孔から頭蓋の外へ出て僧帽筋と胸鎖乳突筋に分布します。

　延髄根（内枝）：オリーブ背側から出て脊髄根と頸静脈孔を出ると迷走神経に合流します。

[主な障害]

　多くは迷走神経と共に障害されます。脊髄根（外枝）障害は、胸鎖乳突筋と僧帽筋の麻痺と萎縮を起こします。

図80 副神経・舌下神経の経路

迷走神経の副官として働く。

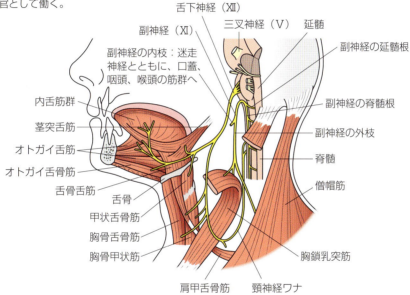

XII. 舌下神経 （ぜっかしんけい：hypoglossal nerve）

[概要] 運動性

　舌の運動をつかさどる神経です。

[経路]

　延髄の錐体とオリーブの間から出て舌下神経管を通り、外頭蓋底へ向かいます。内頸動脈と外頸動脈の外側を前下方に斜走して舌に分布します。起始核は延髄の舌下神経核です。

[主な障害]

　この神経が損傷すると、舌の萎縮がみられ、発音が正しくできない構音障害や嚥下障害が起こります。一側での麻痺は、舌を前方に突き出す場合、同側のオトガイ舌筋が麻痺するため麻痺側に偏ります。

脊髄神経 （せきずいしんけい：spinal nerves）

脊髄神経は、脊髄から出ている末梢神経です。

脊髄神経とは

末梢神経のうち、脊髄とつながっている神経を「脊髄神経」といいます。脊髄神経は31対62本あります。

脊髄神経の区分

末梢神経のうち、脊髄に出入りする「脊髄神経」は、全部で31対あります。頸神経8対、胸神経12対、腰神経5対、仙骨神経5対、尾骨神経1対からなり、左右対称に分布しています。

脊髄神経の記号の意味

column

「C1」とか「T1」のアルファベットはどういう意味があるのでしょう。
　頸神経（cervical nerve）、胸神経（thoracic nerve）、腰神経（lumber nerve）、仙骨神経（sacral nerve）、尾骨神経（coccygeal nerve）、それぞれの部位を表す言葉の頭文字と、髄節の番号を組み合わせて表記したものです。これで、脊髄のどのレベルの髄節から神経が出ているのかが分かります。

脊髄神経のつくりと働き

脊髄神経は、脊髄の前後2根から起こり、前根には運動器に指令を伝える運動神経線維、後根には感覚器からの情報を伝える感覚神経線維があります。前根（運動性）と後根（感覚性）が一緒になって、脊柱の椎間孔から出てきます。

図81 脊髄神経の皮膚分布

脊髄神経の神経根に対し、支配される皮膚の領域が決まっている。これを手がかりに、傷害を受けた神経を特定できるようになる。

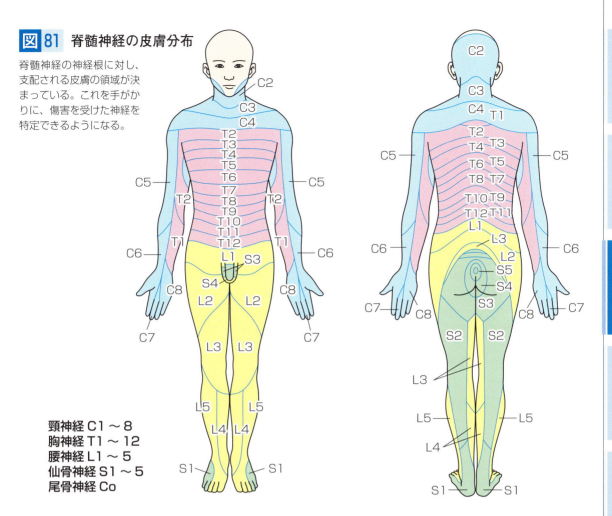

頸神経 C1～8
胸神経 T1～12
腰神経 L1～5
仙骨神経 S1～5
尾骨神経 Co

図82 脊髄神経のつくり

前根からは運動神経線維、後根からは感覚神経線維が出ている。これらが一緒になって椎間孔から出てくる。

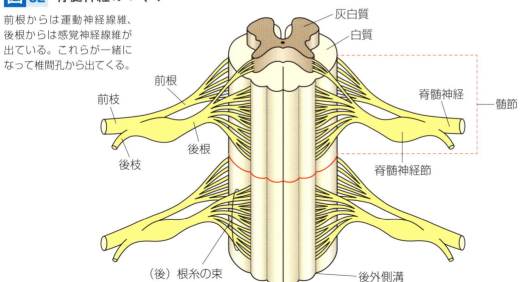

神経系の機能的分類

神経系を機能で分類した場合、
体性運動神経・感覚神経・自律神経（臓性運動神経）の3つに分けられます。

体性運動神経

運動の指令を伝える神経です。「体性」をとって単に「運動神経」とよぶこともあります。

体性運動神経とは

体性運動神経は、運動の指令を骨格筋に送る神経です。初めての動きを行うときだけでなく、慣れた動きをするときにも、運動調節のために働きます。慣れた動きは、大脳皮質で意識することなく上手に行うことができます。場合によっては反射的に身体が動くこともあります。このような動きも含めて、筋出力を調節したり、身体の動きを止めたり、随時意思を働かせて、動きを制御できる神経系が体性の運動神経です。

大脳皮質から筋に運動命令を伝えるニューロン

体性運動神経は、基本的に二つのニューロンで構成されています。一つは、大脳皮質から始まる神経（上位運動ニューロン、「上位ニューロン」ともいう）で、もう一つは、脳神経運動核や脊髄前角細胞にある神経（下位運動ニューロン、「下位ニューロン」ともいう）です。上位運動ニューロンと下位運動ニューロンはシナプスでつながり、上位運動ニューロンが下位運動ニューロンを操る形で筋に指令を送っています。基本的な運動神経のシステムは二つのニューロンを介して大脳皮質から筋に運動命令を伝えています。

上位運動ニューロンの通り路「錐体路系」

大脳皮質に始まる上位運動ニューロンが、脊髄前角の下位運動ニューロンにいくまでに必ず通る場所があります。それが、延髄の「錐体」という場所です。上位運動ニューロンの軸索は大部分がこの錐体で交叉をして、反対側の脊髄側索を下行して目的地に向かいます。交叉をしない線維は、同じ側の錐体を通過して同側の前索を下ります。上位運動ニューロンが、延髄の錐体を必ず通ることから、この伝導路に対して「錐体路」という別名がつきました。その後、錐体を経由しない脳神経であっても、同じ働きをする神経グループの伝導路を錐体路に含めて考えるようになり、併せて「錐体路系」とよばれるようになりました。

運動神経の調節を行う「錐体外路系」

　大脳皮質に始まる上位運動ニューロンが、脊髄前角の下位運動ニューロンにいくとき、錐体を通らない経路がいくつかあり、これらをまとめて錐体外路といいます。錐体外路は4つに大別されています。このほかに、大脳皮質の運動野の上位ニューロンの軸索の側枝が小脳や大脳基底核を経て、再び大脳皮質に戻ってくる経路もあります。また、小脳には直接あるいは間接的に脊髄全角細胞に連絡する経路があります。このような経路を含めて、延髄の錐体を通らないことから「錐体外路系」とよびます。小脳や大脳基底核は、大脳皮質からの情報により、運動のタイミングや姿勢保持などについて監視をすると共に、脊髄前角の運動ニューロンに対して調整のための働きかけをします。そして、その観察結果を大脳皮質に報告します。錐体外路系は、運動神経を調節するアドバイザー的存在です。

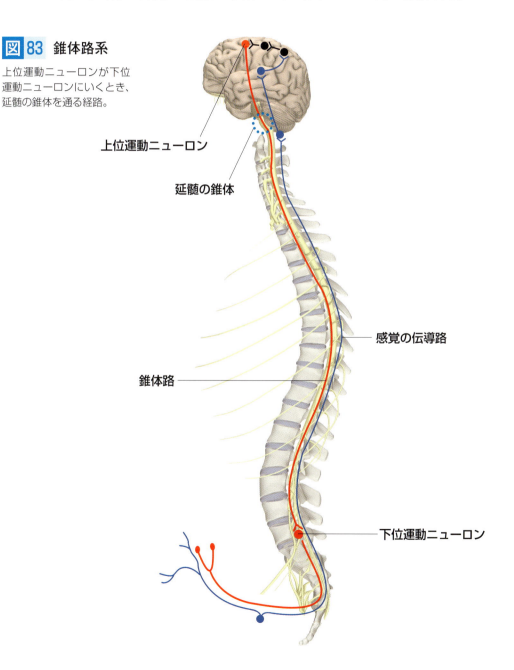

図83　錐体路系
上位運動ニューロンが下位運動ニューロンにいくとき、延髄の錐体を通る経路。

上位運動ニューロン
延髄の錐体
感覚の伝導路
錐体路
下位運動ニューロン

感覚神経

感覚神経は、末梢にある感覚受容器からの情報を中枢に伝える神経です。「体性感覚」「内臓感覚」「特殊感覚」の3つがあります。

感覚神経とは

ヒトが「感覚」を得るには、「感覚受容器」と「感覚神経」の二つが必要です。まず、感覚受容器が体内外の変化を記録し、感覚神経がそれを中枢神経（大脳皮質の頭頂葉）に伝える働きをしています。感覚以外の感覚神経からの情報は、一旦、脳の「視床」に集められます。感覚受容器から視床までは2個の感覚神経細胞（一次・二次感覚ニューロン）でつながっています。視床の3個目の神経細胞（三次感覚ニューロン）は大脳皮質（頭頂葉）につながっています。

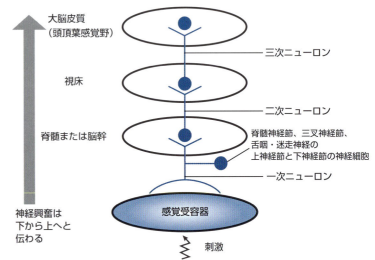

図84　感覚神経の伝わり方

感覚神経の情報は、脊髄または脳幹を通って視床に集められ、そこから大脳皮質（頭頂葉）に送られる。

感覚神経の種類

感覚神経は「体性感覚」「内臓感覚」「特殊感覚」の3つに分けられます。それぞれ、伝える情報が異なります。

・体性感覚…身体が捉える感覚で、「表在感覚」「深部感覚」の二つがあります。

・内臓感覚…内臓が捉える感覚で、「臓器感覚」と狭義の「内臓感覚」があります。自律神経系の領域から戻ってくる感覚です。

・特殊感覚…視覚、嗅覚、聴覚、味覚、平衡感覚があります。

体性感覚

身体が捉える感覚で、「表在感覚」「深部感覚」の2つがあります。

① **表在感覚（温度覚、痛覚、触圧覚）**

表在感覚は、皮膚にある感覚受容器が捉える感覚です。

温度覚・痛覚には特別な感覚受容器はなく、自由神経終末（神経の末端）が直接感覚を捉えます。

熱い、冷たいなど温度を捉え、痛覚は、痛みを捉える感覚です。このほかに、かゆい、くすぐったい、性感なども捉えます。

触圧覚の感覚受容器は、感覚神経線維終末の外周が結合組織に覆われて特別な形をもっています。

触覚は触られた感覚を捉えます。代表的なものに真皮乳頭内のマイスネル小体、真皮中ほどのクラウゼ小体や毛包の自由神経終末などがあります。圧覚は真皮の中ほどにあるルフィニ小体や、皮下組織に近いところにあり、たまねぎの皮に似た層板小体（ファーター・パチニ小体）などが代表的です。

図85 皮膚の感覚受容器

皮膚にはたくさんの神経終末があり、これらが集めた情報が脳に送られることで、痛い・熱い・冷たい・くすぐったいなどが感知される。

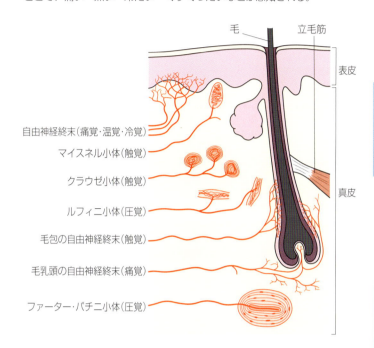

図86 関節の感覚受容器

関節がどのくらい曲がっているのか、どのくらい伸びているのかなどは、関節にある感覚受容器から情報が送られる。

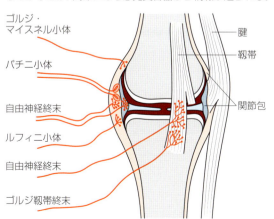

図87 筋・腱の感覚受容器

筋が伸びたり縮んだりする情報は筋の感覚受容器が伝える。

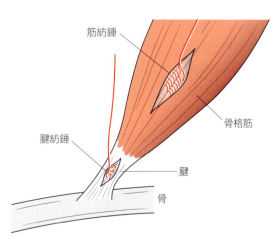

② **深部感覚（位置覚、振動覚、触圧覚、深部痛覚）**

深部感覚は、深部痛覚とそれ以外の固有感覚を関節・筋・腱にある感覚受容器によって捉えられる感覚です。眼をつぶっていても、自分の身体の位置や姿勢がどのくらい曲がっているのか、どのくらい伸びているのか、どのくらい力が加わっているのかなどを捉えることができます。機械的刺激によって起こる感覚です。位置覚、運動覚、抵抗覚、重量覚などがあり、深部知覚、固有受容感覚、固有感覚ともいわれます。

感覚受容器は、皮膚にあるものと似ています。関節にはパチニ小体（振動覚、加速度）、ゴルジ・マイスネル小体（圧覚）、ルフィニ小体（速度、圧覚）、ゴルジ靱帯終末（伸張、緊張）、自由神経終末（痛覚）などがあり、筋には、筋紡錘・腱紡錘があって、伸張刺激に対して応答します。

内臓感覚

内臓が捉える感覚で、「臓器感覚」と「内臓感覚」があります。自律神経系の領域から戻ってくる感覚です。

① **臓器感覚**

食欲、口渇感、満腹感、空腹感、吐き気、性欲、尿意、便意など身体からの欲求として表れる感覚。この感覚が刺激となって食行動、性行動などの本能行動が起こります。意識に上っても感覚の質や局在性（識別性）が不明瞭な感覚です。

② **内臓感覚**

内臓の痛みを伝える感覚ですが、これも局在性がない感覚です。周辺組織の血流低下、内臓の拡張やけいれん性の収縮、発痛物質（ブラジキニン）、侵害刺激によって内臓感覚受容器が興奮して痛みを感じます。

特殊感覚

視覚、嗅覚、聴覚、味覚、平衡感覚などを特殊感覚といいます。特殊感覚の感覚受容器は頭部にあり、脳神経が関与しています。

① **視覚**

眼球の内側、網膜に光が当たることにより生じる感覚です。網膜の視細胞が受容器です。

② **嗅覚**

鼻腔内最上部の嗅粘膜（嗅上皮）にある嗅細胞がにおいの受容器兼一次ニューロンです。この細胞の先端の嗅毛がにおい物質に反応します。

③ **聴覚**

内耳の蝸牛管内のコルチ器の中にある有毛細胞が音の受容器です。振動を刺激として受け止めることで音を認知しています。

④ **平衡感覚**

内耳の三半規管や前庭部にある有毛細胞が重力や加速度などの受容器です。

⑤ **味覚**

味蕾にある味細胞が受容器です。味蕾は、舌のほか軟口蓋、喉頭蓋、食道上部内面にみられます。味蕾は全ての味を感じることができますが、感覚の閾値は部位によって差があるようです。しかし、どの領域も基本的にどの味の伝達にも関与しています。

自律神経（臓性神経）

自律神経は、生命活動の基本となる機能をコントロールしている神経です。

自律神経とは

　生きるために必要な機能を調整するため、意思とは関係なく自動化しているシステムです。起きているときも寝ているときも、常に働いています。寝ているときに心臓や呼吸が止まらないのは、無意識下でも自律神経が働いているからです。

　自律神経は、呼吸、循環、代謝、体温、消化、分泌、生殖などの生命活動の基本となる機能のホメオスタシス（恒常性）を保つのに重要な働きをしています。これらは、動物だけでなく植物にもみられる機能なので、自律神経は「人がもっている植物機能」ともいわれます。

自律神経の種類

　自律神経系の最上位中枢は間脳の視床下部にあります。自律神経は、「交感神経」と「副交感神経」の二つから構成されます。交感神経と副交感神経は正反対の働きをしていますが、バランスをとりながら働いています。このバランスは、普段は自動的（反射的）に行われていますが、大脳皮質からの感情の影響を受けると崩れやすくなります。

交感神経（sympathetic nervous system）

　交感神経の語源になる sympathy は「共感」という意味です。身体内外の環境の変化に対応して身体の状態を合わせるように働く、環境の変化に共鳴して身体の状態を整える、という意味から名づけられています。

活動モードの自律神経で、心拍数や血圧・血糖を上げ、消化管の分泌・運動を抑えます。日常では、身体が目覚めて活発な身体活動をしているとき、優位に働いています。それ以外にも、何らかの緊急事態に陥ったとき、身体が素早く対応できるように働きます。また、病気のときも優位になります。

副交感神経（parasympathetic nervous system）

　休息モードの自律神経です。交感神経の働きとは反対に、エネルギーを節約して身体に貯える働きをします。副交感神経の下位中枢は二つに分かれていて、一つは脳、もう一つは脊髄（骨盤内の仙骨神経）にあります。

自律神経の活性とバランス

　「自律神経が乱れる」とか「自律神経のバランスが崩れる」などといいますが、それはどういうことなのでしょうか。また、自律神経が乱れると、なぜいけないのでしょうか？

　交感神経と副交感神経の関係は、どちらかが高くなるとどちらかが低くなる、というように「拮抗」しあっていると思われがちですが、実際は、左右の手綱のように連動し、共にバランスをとり合いながら働いています（微妙な拮抗関係はあります）。刺激を受けたとき、先に活動レベルが上がるのが交感神経です。すると、副交感神経がすぐそれに追いつく形で活動レベルを上げ、活動バランスをとります。そして、刺激がなくなると交感神経の活動が収まるので、副交感神経の活動も低下するというように、神経活動を一緒に行っています。

自律神経全体の日内変動レベル（概日リズム）

　交感神経と副交感神経のそれぞれの活動レベルとは別に、自律神経全体としての活動レベルがあります。たとえば、ストレスを受けているときや激しい運動をしたときなどは、自律神経のレベルが全体的に上がり、その状態で交感神経と副交感神経がバランスを保っています。反対に、寝ているときは自律神経系の活動レベルが全体的に低くなっています。このように、1日の中で神経系全体の活動レベルは変動しています。これを「概日リズム」といいます。

自律神経とホメオスタシス（恒常性）

　自律神経系は内分泌系と共に身体の恒常性（体温、呼吸数、脈拍数、血圧など、さまざまな機能が一定範囲の間で保たれること）を維持するように働いています。このとき、交感神経と副交感神経のバランスよい働きが保たれていることが重要です。この二つの神経のバランスが崩れると、自律神経系の乱れを通して、身体のさまざまな機能が一定に保たれなくなってしまいます。

自律神経と内臓の働き

　胃や腸などの消化器系は、副交感神経が主として支配しています。そのため、リラックスしていると食欲が増し、消化活動はスムーズに行われます。交感神経の働きが強く、副交感神経が抑制されているときは、副交感神経が支配している「内臓」への血流が少なくなります（虚血）。そのため、運動中などは筋肉に大部分の血液が流れるため、トイレに行く回数が減ります。その代わり、体温調節も兼ねて、汗で水分が出ていきます。しかし、時々運動中にもトイレに行きたくなったりすることがあります。それは、ちょっとした休憩時間に脳の中枢以外の脊髄の中枢が直接働くからではないかと思われます。同じように、運動中はそれほど空腹を感じません。

自律神経と心臓の働き

　心臓は、交感神経と副交感神経の二重支配で、拮抗しあうように働いています。たとえば、運動時に心拍数を上げるのは交感神経の役目です。これに副交感神経が追いつくと、心拍を下げるように働きます。もし、ほかの器官と同様、交感神経の活動レベルに副交感神経が追いつかないと、心拍が上がり過ぎた状態が続いてしまい危険です。副交感神経が交感神経の働きを抑制する形で働いているのです。

column

心拍を制御する2つの細胞

　心拍を制御（歩調取り）している場所が心臓には2カ所あります。一つは洞房結節、もう一つは房室結節です。普段（安静時）は洞房結節にいる歩調取りの細胞（特殊心筋線維）が主に働いていて、心臓の働きのペースは一定です（50～60回/分）。活動時間帯は自律神経系の介入があります。房室結節にいる歩調取りの細胞はいざというときバックアップをする予備の役割ですが、これが刻むリズムは40回/分程度と遅いです（徐脈）。身体に活動を活発にする必要があるときに脈拍数は100以上になりますが、このとき、心臓の働きを調節するように働いているのが自律神経なのです。

自律神経の働き

分類		交感神経の働き	副交感神経の働き
眼	瞳孔	散瞳	縮瞳
	毛様体筋	弛緩	収縮
腺	涙腺、耳下腺、顎下腺、舌下腺	血管を収縮させて分泌を減少させる	分泌を増加させる
	汗腺	分泌を増加させる	
心臓	心筋	収縮力を増す（β受容体）	収縮力を減少させる（M受容体）
	冠状動脈	拡張（β受容体）、収縮（α受容体）	
肺	気管支平滑筋	弛緩（気管支を拡張する）（$β_2$受容体）	収縮（気管支を狭くする）
	気管支の分泌		分泌を増加させる
	気管支の動脈	収縮	拡張
消化管	消化管壁の筋肉	蠕動運動を抑制する	蠕動運動を亢進させる
	括約筋	収縮	弛緩
	腺	血管収縮によって分泌を減少させる	分泌を増加させる
肝臓		グリコーゲンを分解してブドウ糖に変える	
胆嚢		弛緩	収縮
腎臓		動脈の収縮によって尿の産生を減少させる	
副腎	皮質	刺激する	
	髄質	アドレナリンとノルアドレナリンを放出させる	
膀胱	膀胱壁（排出壁）	弛緩：蓄尿させる（β受容体）	収縮：排尿させる（M受容体）
	膀胱括約筋	収縮（α受容体）	弛緩（M受容体）
陰茎と陰核の勃起組織			勃起させる
射精		輪精管、精嚢、前立腺の平滑筋を収縮させる	
動脈	皮膚	収縮	
	腹部内臓臓器	収縮（α受容体）、拡張（β受容体）	
	骨格筋	収縮（α受容体）、拡張（β受容体）、拡張（ムスカリン受容体）	
立毛筋		収縮	

自律神経が原因で起こる病気

交感神経・副交感神経の自動化したシステムが狂うことで起こる病気は「自律神経失調症」です。気分が優れない、朝起きられないなど健常な指令が出なくなると、身体の働きのバランスが崩れて動かなくなってしまいます。

神経細胞

ここからは、神経のつくり（構造）と機能について詳しくみていきます。最初に「構造」で分類し、その次に「機能」の側面から神経細胞を学びます。

神経組織（nervous tissue）

神経系をつくっている主な材料を「神経組織」といいます。神経は神経組織からできています。

神経組織の種類

神経組織は、神経系の主な材料で、「神経細胞」と「神経膠細胞（グリア細胞）」の2種類があります。

神経細胞は神経系の働きの主役となる細胞です。細胞一つで神経系の機能をもつことから、「神経単位」あるいは「神経元（neuron）」とよばれています。一般的にもよく耳にする「ニューロン」のことです。

神経細胞／ニューロン（しんけいさいぼう：neuron）

神経細胞は、一つの核をもつ細胞と突起からなります。突起は2種類あり、「樹状突起」と「軸索突起」です。

樹状突起は、そのほとんどが木の枝のように短く分かれています。機能は情報の受容です。

軸索突起は1本の長い突起です。先端部分が細かく枝分かれしていて、それぞれの末端が少しふくらんでいます。ここは「終末ボタン」とよばれ、次の神経細胞の樹状突起にくっついて「シナプス」（p.98）をつくっています。働きは情報の出力です。神経細胞の情報伝達の方向は一方通行です。

上述したように、神経細胞はニューロンともいいます。形態的にみていくときは「神経細胞」、機能の話が入ってくるときは「ニューロン」とよびます。

神経細胞の形と大きさ

神経細胞の形と大きさは多種多様ですが、大きく2種類に分けられます。突起が複数ある「多極神経細胞」と、突起が1カ所からしか出ていないようにみえる「偽単極神経細胞」です。偽単極神経細胞では、見た目の構造からは、どちらが樹状突起なのか軸索突起なのかは分かりません。

神経細胞体の大きさは、直径数μmから100μm、突起の長さは数μmから1mに達するものもあります。大脳では1mm^{3}の体積に10万個の神経細胞が詰まっているとされています。

ニューロンの働き

ニューロンは、「受容部」「伝導部」「情報伝達部」の3つから構成されて、それぞれ次のような働きをしています。

❶ 受容部

受容部は情報を受け取る場所で、細胞体と樹状突起があります。樹状突起の多くは短い神経の突起で、他のニューロンからの情報を受容し、細胞体に向かって情報を伝えます。一つのニューロンに多数の樹状突起がついていたり、表面積を大きくするために複雑に分岐することもあります。また、脊髄神経では長い樹状突起となり、見た目に軸索突起と区別がつかないものもあります。

❷ 伝導部

伝導部は、情報が伝わっていく場所です。軸索（軸先突起）とよばれる長い神経突起があり、ここがニューロンの出力部になっています。情報はこの突起を通して、ほかのニューロンや細胞に伝えられます。伝導部は通常、髄鞘によって覆われています。

❸ 情報伝達部

神経伝達物質が放出される場所で、神経終末／終末ボタン／軸索終末部などとよばれます。

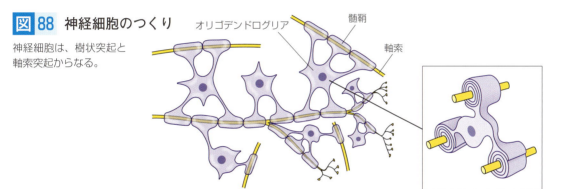

図88 神経細胞のつくり
神経細胞は、樹状突起と軸索突起からなる。

髄鞘（ずいしょう：myelin sheath）
長い神経線維は、神経膠細胞で守られている。中枢では、その役目は、希突起膠細胞が担っている。

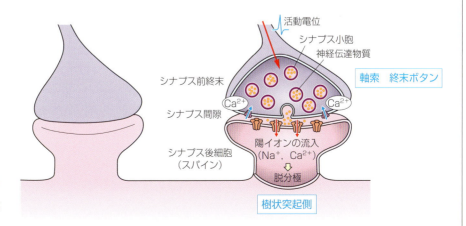

図89 情報伝達部
神経伝達物質は情報伝達部から放出される。

神経膠細胞（しんけいこうさいぼう：glial cell）／グリア細胞

　脳（中枢）の細胞のもう一つは「神経膠細胞」です。神経膠細胞は神経を守り、活動を支えています。神経膠細胞は4種類あります。「星状膠細胞（アストログリア：astroglia）」「希突起膠細胞／乏突起膠細胞（オリゴデンドログリア：oligodendroglia）」「小膠細胞（ミクログリア：microglia）」「上衣細胞」の4種です。星状膠細胞は、ニューロン（神経細胞）の栄養や代謝産物の循環に関わっています。希突起膠細胞は、神経線維の髄鞘をつくります。小膠細胞は、食作用をもち、中枢神経を守っています。上衣細胞は、脳室の壁を裏打ちして、一部は脳脊髄液をつくる脈絡叢を構成しています。

　神経膠細胞は、英語名で「グリア」とつくので、「グリア細胞」「ニューログリア」とよばれることもあります。

column

星状膠細胞は関門の役目をする

　星状膠細胞は、ニューロン（神経細胞）と血管の間に脳血液関門（blood-brain-barrier）という関所をつくっています。脳に送られる栄養などの物質は、ここで一旦せき止められるので、必要以上には届かないようになっています。

中枢神経は修復困難

　末梢神経が損傷すると、神経鞘（シュワン細胞）が修復を助けてくれます。そのため、末梢神経線維は一度壊れても、再生が可能です。中枢神経で、これと同様の役割をするのは希突起膠細胞ですが、希突起膠細胞がもつ神経線維の損傷を修復する能力は低いことと、中枢神経系の損傷は、機能のネットワーク全体が損傷することになるので、修復が困難です。よって、中枢神経が一度損傷した場所の再生は困難です。

情報の伝わり方

神経の情報はどのように伝わるのでしょうか。
そのしくみをみていきましょう。

情報の伝わり方

情報の伝わり方には「伝導」と「伝達」の2種類があります。神経細胞内の「伝導」と、神経細胞同士の「伝達」や神経細胞と末梢の細胞との間の「伝達」です。

伝導と伝達

「伝導」は、電気によって情報伝達が伝わるしくみで、神経細胞内にみられます。「伝達」は、刺激伝達物質を介して情報が伝わるしくみで、神経細胞同士や神経細胞と筋、腺との間の情報伝達の場にみられます。神経系以外にも、内分泌腺と細胞との間にあります。

神経細胞内部での情報の伝わり方（伝導）

神経細胞の樹状突起は、情報の受け取り専用の突起、軸索突起は出力専用の突起です。情報を他のニューロンもしくは筋や腺に伝えます。

樹状突起からの入力情報は電気信号に変えられて神経細胞体へ向かいます。神経細胞体の中で決定された次の細胞への指令は、電気信号として出力され、1本の軸索突起の中を末梢に向かいます。神経細胞の中では、刺激伝達の方向は、樹状突起から神経細胞体、軸索突起、末端（神経終末）と一方通行です。

・興奮伝導

通常、細胞膜の内外は、細胞膜を挟んで、内外で電解質組成（Na^+、K^+ほか）が異なり、電荷をもつイオンの分布の違いにより電位差が生じています。そして通常の場合、細胞内は細胞外に対してマイナス（負）の電位にあります。これに対して外から刺激（情報）が加わると膜電位に変化が起こり、膜の外からプラス（+）のイオンが細胞の中に入ってきます。それにより、局所的に細胞の中に電位差が生じて、イオンの移動が起こり、その結果電流が生じ、活動電位が生じます。活動電位が生じることを「興奮」といいます。神経細胞の中では、情報は電気信号に変えられて伝わります。この活動電位によって情報が伝わることを「興奮の伝導」、もしくは「インパルスの伝導」といいます。

・興奮の伝導速度

興奮（活動電位）が神経線維の中を伝わる速さは、以下の条件で決まります。

① 髄鞘の程度：髄鞘（ミエリン鞘）がある（有髄）線維とない（無髄）線維では、有髄線維の方が速く伝播します。有髄線維同士では、ミエリンが巻きつく層の厚い方が速く伝わります。
② 軸索の太さ：直径が太い方が細い線維よりも活動電位は速く伝わります。
③ 温度：神経の軸索は冷却されると伝播速度が遅く

なります。

太い神経線維（伝導速度が速い線維）は骨格筋への運動神経や固有受容器からの知覚神経があります。細くて、伝導速度が遅い神経には痛覚に関する神経が含まれます。臨床との関わりでは、太い神経は麻酔がかかりにくいという特徴があります。

・跳躍伝導

有髄線維にみられる伝導様式です。活動電位が生じる場所は、電位依存性Na^+チャネルのある場所ですが、これは髄鞘部にはほとんどなく、絞輪部に集中しています。そのため、絞輪部で生じる活動電位が跳びはねて伝わっていくようにみえ、そのことから跳躍伝導とよばれています。

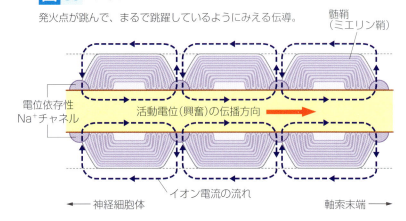

図90　跳躍伝導

発火点が跳んで、まるで跳躍しているようにみえる伝導。

神経細胞同士や神経細胞と末梢との情報の伝わり方（伝達）

神経細胞から神経細胞へ情報を伝えるとき、神経終末（終末ボタン）まで達した興奮は、次の神経細胞や、末梢の筋細胞、腺細胞に直接伝えることはできません。神経の化学伝達物質を介して伝えられます。

・シナプス伝達

シナプスとは、軸索（神経線維）が他の神経細胞や筋細胞に接合している接合部のことをいいます。ニューロン内での情報伝達は電気、ニューロンの接合部での情報伝達は、刺激伝達物質によって行われます。たとえば、光をみたらボタンを押すという動作では、視覚情報が脳に伝わり、脳がボタンを押せと指令を出すと骨格筋が収縮してボタンが押されます。その動作に関わる神経は、最低5つの細胞が関与しています。視神経が大脳皮質に伝わるまで3つ。大脳皮質から骨格筋にいくまで最低2つです。さらに、脳の中で最低1つ関わっています。視覚は大脳皮質の後頭野にまず入り、そこから運動野に入ります。そういったシナプスがたくさんあり、その伝達は「化学伝達物質」がしています。シナプスの結びつきの組み合わせは無限です。

・神経の刺激伝達物質

神経の刺激伝達物質とは、化学伝達物質のことで、これが放出されることで情報が伝達されます。一つの神経細胞から次の神経細胞に刺激がいくときや、神経と末梢の運動器への刺激は電気信号ではなく、化学伝達物質の放出で行われます。伝達を担当する化学物質には次のようなものがあります。

末梢神経系…アセチルコリン（ムスカリン、ニコチン）、ノルアドレナリン

中枢神経系…アドレナリン、ドーパミン、グルタミン酸、グリシン、GABA

図91　シナプス伝達

シナプスの伝達は、ホルモンが行っている。

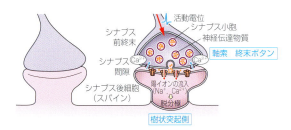

・**全身のホルモン調節**

　ホルモン調節によっても情報が伝達されます。脳下垂体は、成長をつかさどるホルモンや他の内分泌腺や器官の活動を調節するホルモンを分泌しています。これらのホルモンは、視床下部ホルモンで調整されています。視床下部ホルモンは、血中のホルモン濃度を監視して下垂体のホルモン分泌を調整しています。下垂体ホルモンは末梢器官からのホルモン分泌量を調節しています。濃度が正常になると、上位からのホルモン調節は終わります（負のフィードバック機構）。

シナプス伝達の特徴

　シナプス伝達には以下のような特徴があります。

① **一方向性伝達**

　シナプス前の神経細胞からの興奮はシナプス後の神経細胞には伝わりますが、逆方向への伝達はありません。

② **荷重**

　シナプス後の神経細胞の膜（後膜）に生じる興奮性のシナプス後電位（EPSP：excitatory post synaptic potentioal）が活動電位と異なり、重ねて次のシナプス後電位が起きると電位が加算されて、より大きな電位になります。

③ **シナプス遅延**

　シナプス前神経細胞の神経終末に活動電位が達してから、シナプス後膜に電位変化が起こるまでにかかる時間（0.5ミリ秒以上）のことをいいます。このシナプス遅延時間は神経線維内を活動電位が伝わる速度に比べると所用時間が長くなります。たくさんのシナプスを介する伝達経路において、刺激から反応が起こるまでの時間（反射時間）の長短はシナプスの数が多いか少ないかの目安となります。

④ **易疲労性**

　神経終末部での化学伝達物質の貯蔵量は有限で、なくなるとシナプスの伝達が止まります。繰り返し続けると疲労して比較的早く興奮の伝達が停止してしまうので、休止時間が必要です。

神経回路の種類

　神経系の回路は4つに大別されます。

① 発散回路：筋線維など、多数の細胞に同時に情報を送るような場所にみられます。
② 収束回路：運動ニューロンなど、一つのニューロンが多くの部位から入力を受け、情報をまとめ統合するところにみられます。
③ 反響回路（反回回路）：呼吸や協調的な筋活動、覚醒、睡眠、短期記憶などにみられます。最後のニューロンの側枝が、それより前のニューロンに戻ってシナプスをつくる回路です。入力情報が何度も繰り返し入り、情報が強化されます。数秒から数時間続き、その後活動が収束します。
④ 並列後発射回路：全貌は解明されていませんが、計算に関わるとされます。遅れて伝達される情報が重なる回路で、最後のニューロンがどのように反応するのか定まらない多様な回路です。

反響回路

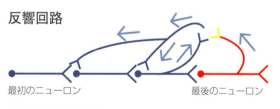

最初のニューロン　　　　　　　最後のニューロン

並列後発射回路

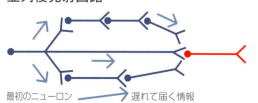

最初のニューロン　　　遅れて届く情報

神経の伝導路

神経を理解する上で
とても重要な「伝導路」について解説します。

伝導路の基礎知識

脳や脊髄の中にある神経の通り路を「伝導路」といいます。伝導路は中枢と末梢をつないでいます。

伝導路とは

　伝導路は、中枢と末梢をつなぐ情報の通り路で、たとえるなら「電車の本線」です。伝導路は、中枢から末梢、末梢から中枢という2方向の線で構成されています。この本線からは、さらに支線が出ています。支線は中枢の中で互いに絡み合っています。これは「回路」といいます。

　伝導路は目的ごとに路があります。よって、伝導路を理解することでそれぞれの神経の機能を知ることができます。また、運動や感覚に失調をきたしている人をみたときに、どこに傷害を受けて症状が出ているかを評価することにつながります。

伝導路の種類

　大別すると、体性神経の伝導路（遠心路：運動性、求心路：感覚性）、自律神経の伝導路（遠心路、求心路）の2種4群に分類されます。ここでは、以下の3つの項目に分けて話を進めていきます。

① 体性運動神経の伝導路
- 錐体路系…錐体路（皮質脊髄路：外側皮質脊髄路、前皮質脊髄路）と脳神経核が関わる皮質核路を含みます。
- 錐体外路系…錐体外路（赤核脊髄路、視蓋脊髄路、前庭脊髄路、外側網様体脊髄路、内側網様体脊髄路、〈オリーブ脊髄路〉）と小脳、広義の大脳基底核を含む運動調節系全体を含みます。

② 体性感覚神経の伝導路
- 外側脊髄視床路（表在感覚）
- 後索路（意識される深部感覚）
- 脊髄小脳路（意識されない深部感覚）
- 三叉神経視床路（三叉神経毛帯）

③ 自律神経の伝導路
- 遠心路
- 求心路

体性運動神経の伝導路

体性運動神経の伝導路には、錐体路系と錐体外路系があります。

錐体路系（皮質脊髄路と皮質延髄路）

大脳皮質の前頭葉（第4・6野）から脊髄に軸索（神経線維）を下ろし、骨格筋の動きを支配する伝導路は二つ、「皮質脊髄路」と「皮質延髄路（核路）」です。

① 皮質脊髄路（corticospinal tract）

頸から下の骨格筋を支配する伝導路です。皮質脊髄路は本来の錐体路であり、延髄の錐体を通ることからその名前がついています。大脳皮質から始まり、脊髄の前角細胞に向かいます。「大脳皮質から脊髄」への路という意味で「皮質脊髄路」といいます。

皮質脊髄路は途中、「内包後脚」を通過し、「大脳脚」、「橋縦束」「延髄錐体」を通った後、75～90％が「錐体」で交叉して脊髄に下行します。交叉した線維は、大脳とは反対側の「脊髄側索」を通って「前角細胞」に終わるので、この通り路は「外側皮質脊髄路」とよばれます。錐体交叉で交叉しなかった線維は、同じ側の「脊髄前索」を下行し、脊髄を出る直前に反対側の「前角細胞」に終わります。こちらは、「前皮質脊髄路」とよばれますが、外側皮質脊髄路に比べて線維の割合が少なく、胸髄上端で消失してしまうのであまり注目されていない伝導路です。

最終的に皮質脊髄路の線維は、大脳皮質の始点とは反対側の脊髄前角細胞に終わります。

② 皮質核路（corticobulbar tract）
（皮質延髄路：皮質球路）

頸から上（頭顔部の骨格筋）を支配する伝導路です。大脳皮質から始まり、大脳脚までは皮質脊髄路に沿って下行していき、脳幹の神経核で終わります。「皮質から核への路」という意味で、「皮質核路」ともいいますが、ここでは錐体外路系の皮質核路（制御系）と混乱しないように、「皮質延髄路」の名称を採用します。

皮質延髄路は、交叉するものとしないものがあり、片側の脳を発した上位運動ニューロンは、それぞれ両側の動眼神経核を支配しています。このようなやり方を「両側性支配」といいます。皮質延髄路のほとんどは、両側性支配ですが、顔面筋の下部（口輪筋など）や舌の筋の運動をつかさどる舌下神経核への線維は反対側に交叉しており、皮質脊髄路と同じ「一側性支配」です。この違いは、顔面麻痺との関係を知る上で重要な知識です。

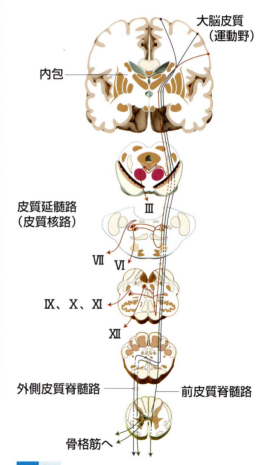

図 92　錐体路系

大脳皮質の前頭葉から脊髄に軸索を下ろし、骨格筋の動きを支配する二つの伝導路が錐体路系。

錐体外路 (すいたいがいろ：extrapyramidal tract)

錐体路系（皮質脊髄路、皮質核路）を除く全ての運動性伝導路のことを錐体外路といいます。随意で行う錐体路に対し、錐体外路は、不随意の動きを担当します。錐体外路は、錐体路ほどその実体が解明されていませんが、主に次のような働きがあると考えられています。

① 赤核脊髄路

中脳の赤核は、小脳核や大脳皮質運動野からの入力を受けます。ここからの線維はすぐ交叉し、反対側の脳幹腹外側部や脊髄の側索を下行します。赤核は、対側の四肢遠位の筋を支配する運動ニューロンに連絡し、対側の四肢遠位の骨格筋の精緻な運動の調節に関わっているとされますが、ヒトではあまり発達していません。

② 視蓋脊髄路

「視覚情報→上丘→対側の頭部を動かす筋および外眼筋」を通る経路です。中脳の上丘から起こり、すぐに交叉して、反対側の脳幹内側部および脊髄前索を下行して頸髄に達する神経路です。頸部の筋を支配するニューロンに連絡して、対象物を目で追うときや視覚反射による頸の運動（頭の動き）に関わっています。

③ 前庭脊髄路

「頭部の平衡覚情報→前庭神経核→同側の頭部の筋緊張制御、平衡の維持」という経路です。延髄の前庭神経核から起こり、主に同側性に下行し、頸髄から胸髄上部に分布する内側前庭脊髄路と、脊髄の全長に分布する外側前庭脊髄路が区別されます。ともに身体の平衡保持に働きますが、前者は頸部や上肢の運動に、後者は体幹や下肢の運動に関わります。

④ 網様体脊髄路

網様体に散在する核から起こる神経路です。橋網様体脊髄路（外側網様体脊髄路）と延髄網様体脊髄路（内側網様体脊髄路）があります。

・橋網様体脊髄路／外側網様体脊髄路

橋から起こる経路で、同側性に脊髄の側索を下行し、屈筋反射抑制、伸張反射促進、体幹骨格・四肢近位部の筋の緊張を減弱させる働きをします。

・延髄網様体脊髄路／内側網様体脊髄路

延髄から起こる経路で、両側性に脊髄の側索を下行し、伸張反射抑制、屈筋反射促進、体幹骨格・四肢近位部の筋の緊張を増強させます。両側の線維はともに体幹の筋を支配する運動ニューロンに連絡し、姿勢の制御に働きます。

※オリーブ脊髄路

オリーブ脊髄路は、延髄にある下オリーブ核から起こり交叉性に脊髄側索を下行し、前角の運動ニューロンに接続する経路です。下オリーブ核は大脳皮質・線条体・赤核や脊髄（脊髄オリーブ路）からの入力を受け、骨格筋の運動を調節すると考えられています。

図 93　錐体外路系

錐体路系を除くすべての運動性伝導路。不随意の動きを担当するとされるが、実体は明らかになっていない。

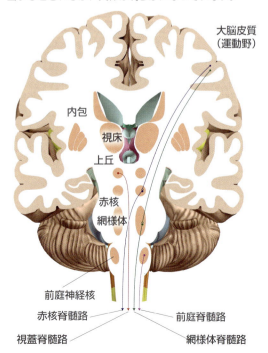

錐体外路の制御系：皮質核路（制御系）

　錐体外路は、脳幹網様体や赤核、前庭神経核などから脊髄へ下行する神経ですが、これらの神経細胞も、さらに上位の大脳皮質や小脳皮質の細胞によって制御されています。錐体外路の制御系は、錐体外路の活動がいきすぎないように働いています。多くの制御系の中で、大脳皮質から始まる制御系を総称して「皮質核路（制御系）」とよぶことがあり、本書でもこれを用います。この経路が傷害されると、錐体外路の活動が過剰になってしまいます。

　大脳皮質の運動野（第4・6野）の神経細胞の大部分（Betzの巨大神経細胞以外）の細胞は、自分が出した指令情報を、錐体路を介して骨格筋に出すと同時に、小脳や大脳基底核にも同じ指令を送っています。そして、小脳や大脳基底核では、送られてきた運動情報をもとに、動きのシミュレーションをすることで検証し、その結果を再び第4野や6野に返すという回路ができあがっています。再び大脳皮質に戻ってきた指令情報の検証結果は、錐体外路を制御する皮質核路（制御系）の神経細胞体に届けられます。

　小脳との回路は［大脳皮質→橋核→小脳顆粒細胞→プルキンエ細胞→歯状核→視床→第4・6野］、大脳基底核との回路は［大脳皮質（第4・6野）→被殻→外・内淡蒼球→視床→第4・6野］となっています。これらの回路を介して、小脳と大脳基底核は、錐体外路の働きの制御を行っています。

小脳と大脳基底核の違い

　小脳には実際に運動した筋肉の動き（深部感覚）を知らせる情報が入ってきますので、プルキンエ細胞には、運動のイメージとしての内部情報と外部情報の二つの情報が入ってきます。プルキンエ細胞の中で、この二つの情報が集積・照合され、情報が一致した場合、プルキンエ細胞から第4野と6野に対して抑制性の制御をするようになります。抑制性の制御とは、運動時に無駄な動きをしないように、肩の力を抜いたり、緊張で強く握り過ぎていた握り拳の力を緩めたりと、筋肉を固めたぎこちない運動を減らすように筋の緊張を取り除いてくれることです。この結果、円滑で滑らかな動きができるようになります。また、小脳は錐体外路の起始核（赤核、前庭核など）にも直接線維を送っているので、錐体外路への直接制御が可能となっています。これに対して、大脳基底核は、外部情報の入力も出力も、錐体外路とは直接連絡できる方法をもっていないので、皮質核路（制御系）を介しての間接制御しかできません。

　小脳と大脳基底核の働きの違いは、次のようにいわれています。小脳は、動的な姿勢保持や動作の調節が得意です。一方、大脳基底核は静的な状態、すなわち、ある一定の姿勢を保つとか、じっとしているという状況下での伸筋・屈筋の筋緊張の平衡（バランス）を調整するのが得意です。なお、運動には、第8野からの線維も関わっており、ここから出てくる神経は「側方注視」をつかさどることが知られています。

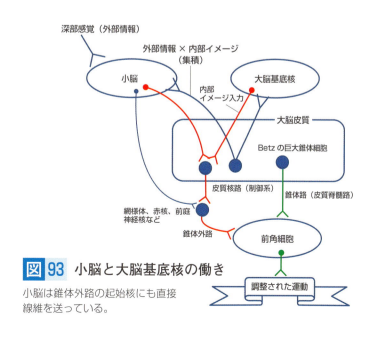

図93　小脳と大脳基底核の働き
小脳は錐体外路の起始核にも直接線維を送っている。

体性感覚神経の伝導路

皮膚感覚や深部感覚を伝える伝導路です。脊髄神経と三叉神経が伝えます。

脊髄神経が伝える体性感覚の伝導路

　体性感覚の伝導路には、表在感覚、意識される深部感覚、意識されない深部感覚の3種4つの伝導路があります。一次感覚ニューロンはすべて脊髄神経節（後根神経節）の中の双極神経細胞で、一次感覚ニューロンの中枢性突起（軸索）は後根を通じて脊髄内に入ります。後根に入ったそれぞれの感覚線維は、「外側脊髄視床路」「前脊髄視床路」「後索路」「脊髄小脳路」のいずれかを通り、大脳皮質や小脳へと伝えられます。

脊髄視床路（表在感覚）

① 外側脊髄視床路（温度・痛覚）

　感覚は自由神経終末で受容されます。脊髄神経節の一次ニューロンの軸索は後根から脊髄後角に入り、二次ニューロンに伝達されます。二次ニューロンの軸索は、白交連の前部を斜め上方に進み対側の側索から視床まで上行します。視床の後外側腹側核（ventral posterolateral nucleus：VPL核）で、三次ニューロンに情報を伝達します。VPL核の三次ニューロンの軸索は内包後脚、放線冠を通り大脳皮質頭頂葉（中心後回の体性感覚野）の神経細胞に情報を伝達します。中心後回での情報伝達の場は、身体それぞれの部位と対応するように配置されています。

② 前脊髄視床路（粗大触・圧覚）

　この感覚は、場所がよく分からないけれども身体が触られているとか、押し潰されそう、といったものです。後根から入った軸索は後角で二次ニューロンの細胞に感覚情報を伝達します。二次ニューロンの軸索はすぐに白交連の前部で交叉して反対側の前索を上行します。脳幹では外側脊髄視床路のそばを通り、視床は外側脊髄視床路と同じ後外側腹側核に終わります。

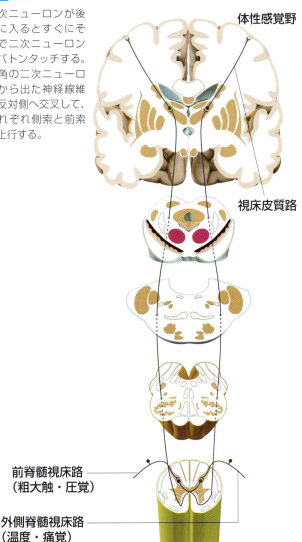

図94　外側脊髄視床路と前脊髄視床路（表在感覚）

一次ニューロンが後角に入るとすぐにそこで二次ニューロンにバトンタッチする。後角の二次ニューロンから出た神経線維は反対側へ交叉して、それぞれ側索と前索を上行する。

- 体性感覚野
- 視床皮質路
- 前脊髄視床路（粗大触・圧覚）
- 外側脊髄視床路（温度・痛覚）

後索路（識別性触・圧覚と意識される深部感覚）

触圧覚、振動覚、関節位置覚を伝える伝導路です。一次ニューロンの細胞体は後根神経節にあって、後根から脊髄に入りますが、ニューロンを換えることなく、そのまま同側の後索を上行します。このとき、一次ニューロンの側枝の中には介在ニューロンを介して前角細胞と連絡しているものもあって、これは、反射に関係していると考えられています。

後索は二つの線維の束に分けられます。脊髄全長にわたってみられる薄束（仙・腰髄および胸髄下部2分の1からの入力）と、上部胸髄および頸髄にみられる楔状束（胸髄上部2分の1および頸髄からの入力）とがあります。

上行する線維は延髄下部の薄束核・楔状束核の中でニューロンを換えます（二次ニューロン）。二次ニューロンの軸索は中心灰白質の前方で交叉し、内側毛帯の中を上行し、視床の後外側腹側核（VPL）でニューロンを交代します（三次ニューロン）。VPL核の三次ニューロンの軸索は内包後脚、放線冠を経て大脳皮質感覚野の神経細胞に情報を渡します。

上述の伝導路では、途中で橋や延髄の網様体（脊髄網様体路）にも触覚、痛覚、温覚などの情報を伝え、意識水準の維持・調節、姿勢の維持や歩行、自動運転の調節、あるいは怒りや恐れなど情動行動の誘発に関与します。また、この機構は自律神経系の活動に大きく影響を及ぼし、情報が届くと中枢の働きが活発になり（賦活され）、受けた感覚情報（刺激）に応じたさまざまな感情や反応が生じます。

図95 後索路

一次ニューロンは後角に入ってもニューロンを乗り換えず、そのまま同側の後索を上行する。延髄下部で二次ニューロンに乗り換えた後、二次ニューロンは直ちに反対側へ交叉する。延髄より上の部では名前が内側毛帯と変わる。

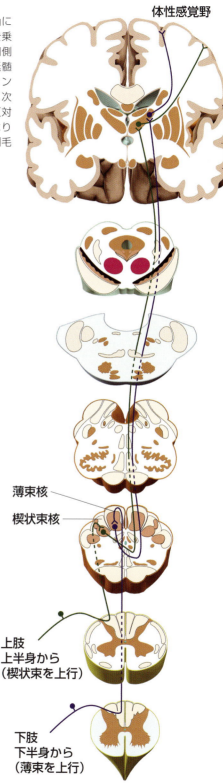

脊髄小脳路（意識されない深部感覚）

意識されない深部感覚（筋紡錘：筋の伸び、腱紡錘：腱にかかる圧力）を小脳に伝える伝導路です。脊髄小脳路の深部感覚は、視床にいく前で小脳に入ってしまいます。この伝導路の最終目的地は小脳ですが、小脳は意識の中枢ではありません。すなわち、この深部感覚情報は意識の中枢である視床→大脳皮質を通らないため意識されないのです。この伝導路は、下肢と下半身、上肢と上半身では異なった経路をとりますが、下肢と下半身はさらに二手に分かれて小脳に入ります。

・前脊髄小脳路

前脊髄小脳路は下肢および下半身の深部感覚を伝える伝導路の一つです。後根神経節にある一次感覚ニューロンの軸索が脊髄の後角に入り、そこで二次ニューロンに情報を伝達します。二次ニューロンの軸索（線維）は、白交連で交叉し対側の脊髄側索の前方を上行して脳に向かいます。そして、延髄、橋・中脳の高さまで上行した後、上小脳脚を通って上髄帆から小脳の中に入ります。小脳では古小脳である小脳虫部に達します。この小脳に終わる線維は、小脳に終わるまでにもう一度交叉するので、最終的には、身体の情報を発する側と、受け手の小脳の細胞は同じ側、ということになります。つまり、右は右、左は左の関係です。

・後脊髄小脳路

後脊髄小脳路は、C8からL2までの間の後根神経節の細胞が一次ニューロンです。このニューロンの軸索が後根より脊髄に入ると、後角基部にある胸髄核（胸核、クラーク核またはシュテイリング核）の細胞に連絡します。この胸髄核から出た二次ニューロンは、同側の脊髄側索の後方を上行し、延髄の高さにまで上がると、下小脳脚を経て小脳に入り、小脳虫部の神経細胞に情報を伝えます。この経路も神経の交叉はなく、同じ側の支配になります。

・（副）楔状束核小脳路

上肢と上半身からの深部感覚を伝える伝導路です。一次ニューロンの軸索は同側の後索を上行し、延髄の副楔状束核（外側楔状束）に達します。ここから二次ニューロンが交叉せず、上行して楔状束核小脳路を形成します。

図 96 脊髄小脳路

脊髄小脳路は、意識の中枢である視床・大脳皮質を通らないため、意識されない深部感覚である。同側性支配。

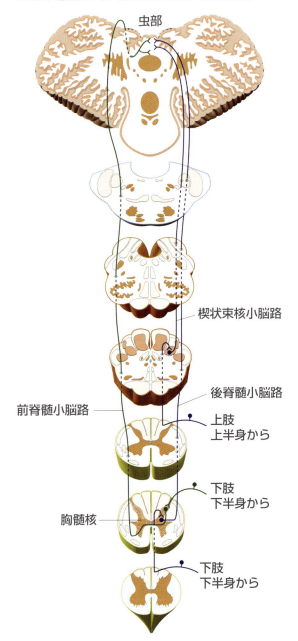

三叉神経が伝える頭と顔の伝導路

　三叉神経節の一次ニューロンが頭部、特に顔面部や口腔内の温度・痛覚、触・圧覚を脳に伝えます。一次ニューロンの軸索（中枢性突起）は橋から脳内に入り、橋の三叉神経主感覚核に終わるか、さらに三叉神経脊髄路を下降し、三叉神経脊髄路核に終わります。

　識別性の触圧覚は三叉神経主感覚核に伝えられます。温度・痛覚や非識別性の触圧覚は三叉神経脊髄路核に伝えられます。二次ニューロンの軸索は交叉して反対側を上行し、三叉神経視床路（三叉神経毛帯路）となり、内側毛帯に加わって視床の後内側腹側核（VPM核）に達します。ただし、三叉神経主感覚核からは同側性に視床に達する線維束（背側三叉神経視床路）もあり、これらは内側毛帯に加わりません。

　脳のVPM核の三次ニューロンの軸索は体性感覚野の下部に終わります。

　咀嚼筋や歯根膜などからの深部感覚は、三叉神経中脳路核（図36）に位置するニューロンによって三叉神経運動核（図37）などに伝えられます。三叉神経中脳路核は、一次感覚ニューロンの細胞体が中枢神経内にある唯一の場所です。

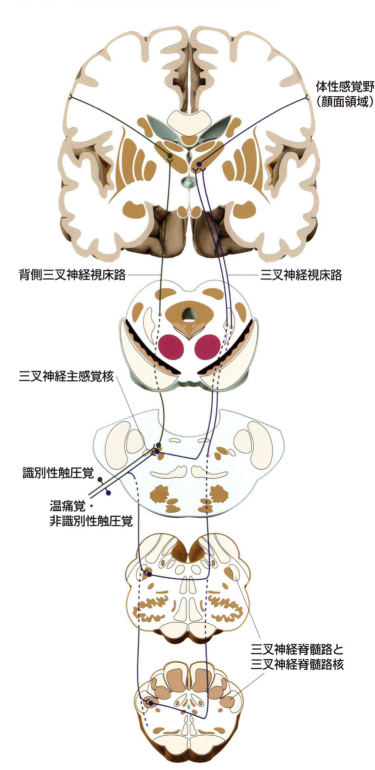

図97 三叉神経脊髄路
顔や口の中の温度、痛み、触圧などの感覚を脳に伝える。

自律神経の伝導路

自律神経の伝導路にも、遠心路と求心路があります。

自律神経の二つの伝導路

　自律神経にも遠心路と求心路があります。遠心路は、中枢からの命令を各内臓器官へ送る働きをします。求心路は、主に内臓器官で得られた感覚を中枢へ伝えますが、脳や脊髄に入った後は一般体性感覚と同じ経路をたどって上行します。臓性運動性ニューロンは体性運動性より1つ多く、3つあります。

臓性運動性（遠心路）

・交感神経

　視床下部に存在する一次ニューロンから神経線維が下行します。延髄網様体でニューロンを乗り換える場合もありますが、基本的にはそのまま脊髄へ直行（下行）します。脊髄では、側索のかなり灰白質に近い内側を下行します。二次ニューロンの細胞体は、脊髄のT1の高さからL2～3までの高さの側角にあり、中間質外側核とよばれます。視床下部から下りてきた一次ニューロンの神経線維は、この側角にある二次ニューロンとシナプスをつくります。

　二次ニューロンの細胞体から出た神経線維（軸索）は前根を通って脊髄の外に出ます。大半のものは交感神経幹の中の神経節の神経節細胞とシナプスをつくります。

　一部は交感神経幹の神経節を素通りしてさらに脊柱の腹側にある椎前神経節に入って、そこにある神経細胞とシナプスをつくります。このような例として、T5～9から出る大内臓神経（椎前神経節の一つである腹腔神経節でシナプスを形成）やT10～11から出る小内臓神経（これも腹腔神経節でシナプスを形成）などが挙げられます。

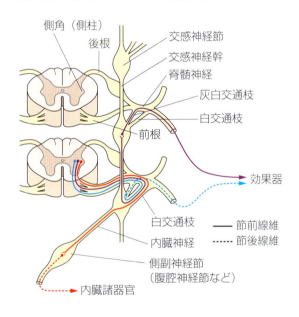

図98　交感神経

交感神経は視床下部から下行し、脊髄を通って外に出る。

・副交感神経

　交感神経の場合と同じように、一次ニューロンは視床下部に存在します。一次ニューロンは、脳幹もしくは仙髄（S2～4）の中で二次ニューロンとシナプスをつくります。脳幹部の細胞体（の集合）は4つあり、それぞれ名前がついています。エディンガーウェストファル核（E-W核：動眼神経副核）、上唾液核、下唾液核、迷走神経背側核です。S2～4にある細胞体は交感神経の場合と同じく、まとめて中間質外側核とよばれています。

副交感の神経線維は、脳幹部から出るものは脳神経の一部として走行します。上に述べた核から出た神経線維は、それぞれ順に動眼神経（Ⅲ）、顔面神経（Ⅶ）、舌咽神経（Ⅸ）、迷走神経（Ⅹ）に入ります。一方、仙髄から出るものは前根から出て、脊髄神経（仙骨神経）の一部として走行します。仙髄の前根を出た副交感神経は、膀胱、直腸、陰部などに向かいます。そしてそれぞれ、膀胱平滑筋の収縮、直腸の消化管平滑筋の収縮、陰茎海綿体の血流増加などに関与し、排尿、排便、勃起を引き起こします。

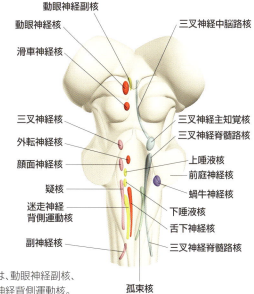

図99　副交感神経

脳幹にある副交感神経の核は、動眼神経副核、上唾液核、下唾液核、迷走神経背側運動核。

求心路（内臓感覚）

　自律神経の求心性の情報は、内臓の筋層や粘膜、血管などに存在する種々の受容器（圧受容器や化学受容器など）から伝えられます。内臓感覚ともよばれます。

・交感神経

　誰でもお腹が痛くなったことはあるかと思いますが、いわゆる腹腔内臓器の内臓痛を伝えるのは交感神経の求心路の役目です。

　体性感覚神経と同様に交感神経の求心性線維の細胞体は脊髄の後根神経節にあります。髄節の高さは遠心性線維が出るのと同じで、T1〜L2〜3です。

　効果器からの内臓感覚は、後根神経節の細胞体に伝えられます。末梢からの枝は、途中交感神経幹や椎前神経節を通りますが、遠心性線維と違って素通りするだけでニューロンは乗り換えません。中枢方向への枝（中枢枝：軸索）は細胞体から後根を通って脊髄に入ります。後角で中枢枝は多数のニューロンとシナプスを形成し内臓感覚を伝えますが、この相手のニューロンは、実は体性感覚を伝える二次ニューロンと同じです。

・副交感神経

　副交感神経は、脳神経（Ⅲ、Ⅶ、Ⅸ、Ⅹ）と仙髄（S2〜4）にありますが、そのうち求心路をもつのは、Ⅸ、ⅩとS2〜4です。Ⅸ、Ⅹは主に胸腹腔からの、S2〜4は骨盤腔からの情報を集めます。またⅨ、Ⅹは他の求心路と比べるとやや特殊です。

　自律神経求心路は交感・副交感神経とも最終的に視床に集まり、そこから大脳皮質へ投射されます（大脳皮質に上がる＝意識することができる）。ところがⅨ、Ⅹの二つ（脳幹性副交感神経求心路）は、視床下部がゴールなのでこの感覚入力は直接意識できません。知覚されない感覚ともいえるかもしれません。

・脊髄性副交感神経求心路

　骨盤内臓器に存在する効果器からの感覚を伝える一次ニューロンは、仙髄へと向かいます。仙髄に戻る副交感神経求心線維は、交感神経同様に効果器から後根神経節、後根を経て後角に入りそこでシナプスを形成して終わりです。後角でのシナプスのつくり方も交感神経と同じです。後角で二次ニューロンにシナプスをつくった後は、外側脊髄視床路と一緒に上行していきます。また、後角で神経を乗り換えずにそのまま後索を上行していく場合もあります。

反射

伝導路の特殊な形態として「反射」があります。反射は、意識に上らない神経回路の一つです。

反射弓

　反射とは、意識に上らない神経回路のことです。感覚受容器からの情報（インパルス）が、求心性線維を経て中枢神経系内に伝えられる前（認知されない）に、脊髄もしくは脳幹のいずれかで遠心性神経に伝えられ、筋、腺、血管などの効果器に反応を引き起こす現象です。そして、この一連の流れを「反射弓」といい、求心性の情報がUターンして遠心性に伝わるときの中枢の部位を「反射中枢」といいます。

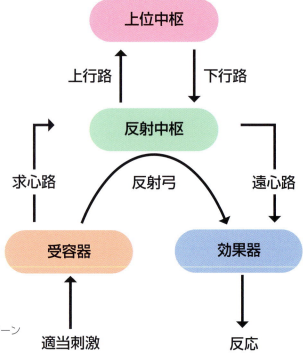

図100　反射弓
求心性の情報は反射中枢でUターンして遠心性に伝わる。

脊髄反射

　脊髄反射は、脳で意識しないうちに脊髄が中枢となって起こる反射です。熱いものに手を触れたとき、瞬間的に手を離すなど、脳が意識しないうちに素早く反応するようなときの「反射」です。
　このほかにも、膝のお皿（膝蓋骨）の下を叩くと、膝が伸びる「膝蓋腱反射」があります。これは、「深部腱反射（DTR：deep tendon reflex）」といって、神経の機能検査でよく行われます。
　膝蓋腱反射は、大腿四頭筋腱（膝蓋腱）→大腿神経（知覚枝）→脊髄後根→脊髄前角の運動神経細胞→大腿四頭筋への収縮指令の順で起こります。

脳幹反射

　脳幹を反射中枢とする反射のことを「脳幹反射」といいます。脳幹反射には次のようなものがあります。対光反射（瞳孔に光を当てると縮瞳）、角膜反射（眼球角膜部を柔らかいもので触ると瞼を閉じる）、毛様脊髄反射（頸部付近をつねるか、針で疼痛刺激を加えると両側の瞳孔散大が起こる）、眼球頭反射（頭を受動的に急速に左右に回転すると眼球が運動方向と逆方向に偏位する）、前庭反射（外耳道を冷水で刺激したとき眼球が刺激側に偏位する）、咽頭反射（咽頭後壁を刺激したときに生じる吐き出すような反応）、咳反射（気管が刺激された場合に咳が起こる）などです。

4章

脳と身体のつながり

脳や脊髄、神経に関する基本が分かったところで、
実際の身体とのつながりをみていくことにしましょう。
この章では、日常的動作、スポーツパフォーマンス、
障害と脳の関係について解説します。

運動と脳

まずは、脳と運動機能の関係性を取り上げます。脳からの指令、そして運動によって刺激される脳。その両方をみていくことにしましょう。

運動とは

運動は、目にみえる骨格の動きだけでなく、内臓でも行われています。これら全ての運動を脳が制御しています。

運動は生命活動そのもの

　運動というと、スポーツなどの身体運動を思い浮かべる人が多いと思いますが、これは「骨格筋の運動」で、身体の中で行われている運動はほかにもあります。たとえば、血管や消化管の運動のように平滑筋や心筋が行っている「内臓の運動」がそれです。

また、「感覚器の運動」や「細胞の中の活動」も運動です。つまり、運動とは生命活動そのものなのです。人が生きていること、それ自体が運動で、脳はこれら全ての運動を制御しています。

意識して行う運動と意識しないで行う運動

　内臓や感覚器の活動も「運動」ということは、運動には、意識して行う「随意運動」のほかに無意識のうちに行われる「不随意運動」もあるということなのです。不随意運動の代表は平滑筋や心筋の動きが関わる内臓の運動で、これには大脳皮質は直接関わっていません。大部分は間脳の視床下部を最上位中枢とする自律神経の支配下で、自動的あるいは反射的に脳幹（広義）や各臓器の中で自律して行われています。

　ややこしいのは骨格筋の運動です。骨格筋は「随意筋」なので大脳皮質からの「意思」の発動があれば、直接「随意」に骨格筋を動かすことができますが、この「随意運動」の大きなシステムの中に、慣れた動きや咀嚼の動き、目にみえない姿勢を微調整する動きなどでみられる「不随意的に行われる運動」

の制御システムがあります。骨格筋の「不随意運動」システムは、大脳皮質の運動指令の支援（サポート）システムで、主役は小脳や大脳基底核（広義）、脳幹の神経核などです。ここでの働きには大脳皮質は直接関与していません。骨格筋の「随意運動」を成功させるため、筋収縮の程度を調整し、運動の目的に合った筋力を発揮できるよう、無駄な動きや不足の動きをモニターして大脳皮質が出す「次の指令」へのアドバイスをしています。また、小脳から脳幹の核を経て直接脊髄の運動神経に働きかけたりもしています。

　骨格筋の運動には、広い意味での「随意運動」の中に、限定された「随意運動（錐体路系）」と運動の自動調整システムである「不随意運動（錐体外路系）」が車の両輪のように身体運動を制御しているのです。

意識して行う運動（随意運動）：
骨格筋の運動

骨格筋の運動には、大脳皮質が直接関与する。

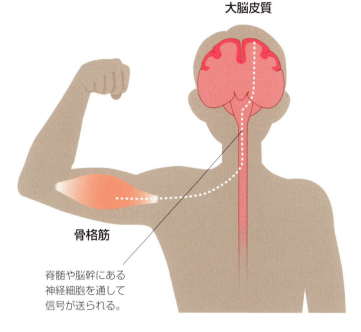

自動的に行われる運動（不随意運動）：
内臓の運動

内臓の運動に、大脳皮質（運動野：4・6・8野）は直接関与しない。

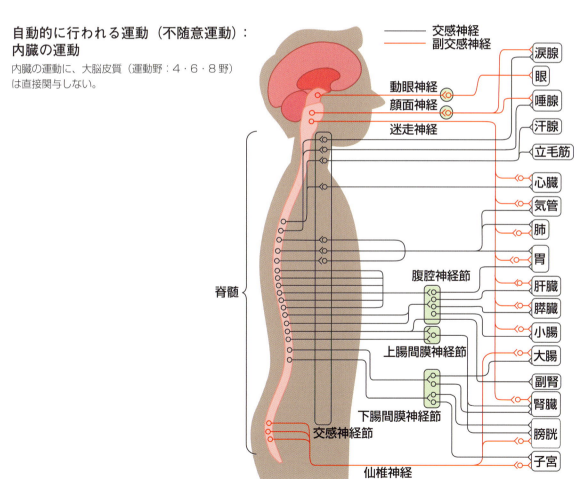

骨格筋の運動

四肢などいわゆる「身体」を動かす正体は、神経系です。3章で学んだ神経系が、実際に身体をどのように動かしているかみていきましょう。

骨格筋の運動機構（システム）

骨格筋の運動は、広義には大脳皮質が関与する「随意運動」ですが、その複雑なシステム調整は、狭義の随意運動をつかさどる「錐体路系」と、大脳皮質の指令に修正のアドバイスをする不随意の「錐体外路系」とで行われています。初めて行う動きは、大脳でいちいち考えながら行います。このときは、錐体路系がコントロールしています。やがて、その動きに慣れてくると、気づかないうちに動作が自然と行えるようになります。動作の自動化です。これは錐体外路系からの修正プログラムが完成し、大脳皮質の運動指令内容に無駄な動きがなくなってきた結果です。この完成されたプログラムは、小脳が長期にわたって記憶しています。

「光をみたらボタンを押す」という運動にたとえて説明しましょう。まず、光をみたという情報（視覚情報）が大脳の後頭野に入ります。そこから大脳の運動野に情報が送られ、「光をみた」ので「腕を動かしてボタンを押す」ための指令が運動野から脊髄前角細胞を経て骨格筋に伝わります。この動作が初めての場合、位置と距離、角度の確認、動作のための筋出力の調整などでボタンを押すまでに時間がかかります。錐体外路系の修正アドバイスにより大脳皮質からの指令に無駄な動きがなくなると、最初のときよりもずっと速く円滑（スムース）に動作が行えるようになります。

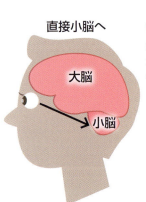

考える
慣れていない運動
錐体路系がコントロール。
大脳に情報が届いて大脳が考えるので反応が遅い。

直接小脳へ
慣れた運動
錐体外路系がアドバイス。
大脳を経由せず直接小脳に入るので反応が速い。

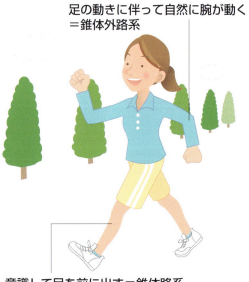

足の動きに伴って自然に腕が動く
＝錐体外路系

意識して足を前に出す＝錐体路系

歩行動作は、足を前に出すという随意運動を錐体路系が行い、腕を振ったり体幹をひねったりしてバランスをとるという不随意運動を錐体外路系が行っている。

動作で分かる錐体路系と錐体外路系の違い

歩行動作のほかにも、下記のような何気なく行っている日常動作で、錐体路系と錐体外路系が働いています。錐体路系と錐体外路系の役割を厳密に分けるのは非常に難しいですが、錐体路系は「意識する動き」「初めての慣れない動き」を担当し、錐体外路系は、動きを観察して、錐体路系の動きの不備を修正させるように働きます。これを何回か繰り返し練習した結果修正をかける必要がなくなると「慣れた動き」「スムースな動き」になります。トレーニングを積んで慣れた動きは、小脳のプルキンエ細胞に記憶されていきます。錐体外路系が主役といっていいでしょう。

錐体路系と錐体外路系の役割分担

動作	錐体路系が主役	錐体外路系のサポート
歩く	足を出す歩幅を意識して歩く動き。一歩一歩の歩幅を確認して足を出す動き。	何回か歩幅をみながら足を出しているが、そのうち、足幅をみなくても、同じ歩幅で歩けるようになるときの歩行姿勢の調整。
コップで水を飲む	コップをみながら手をコップに近づける最初の動作。視覚情報に基づく距離感、コップに関する情報（重さ、質感など）をもとに腕を伸ばす筋、コップをつかむ筋に指令を出す動きなど。	何度か繰り返して、コップに手を出してつかむ動作が正確に早くできるようになっていること。そして、口元に水をこぼさずに運んでこられるような手指の筋出力の調整を考えることなく行っている動作。
100m走	スタートラインにつく位置を確認して、スタートラインに向かう意識、ピストルの合図を聞いてから走り出す動作。	ピストルの音を認識することなく、音と同時に走り出しているときの飛び出し動作。 足に意識があるときの、腕の動きなどの筋収縮。
楽器を奏でる	楽譜をみながら一音一音指の位置を確認しながら奏でる動作。	頭にメロディーが流れてくるだけで、指が自動的に動いてくれる動作。暗譜で音が奏でられる動きの調整。

「運動神経がいい」は錐体路系と錐体外路系が高いレベルで協調していること

では、一般によくいわれる「運動神経がいい」とは、どういうことなのでしょうか。それは、随意運動をつかさどる「錐体路系」と不随意運動をつかさどる「錐体外路系」が共に高いレベルで協調して働いている状態をいいます。骨格筋を動かす力（錐体路系）とそれをコントロールする力（錐体外路系）の両方が高いほど、運動する能力が高くなり「運動神経がいい」「運動神経が発達している」といわれるのです。

column
骨格筋の運動に伴って内臓運動も行われる

骨格筋が活動するには自律神経系も関わっています。たとえば、骨格筋の運動をすると心拍数が上がり、血流が促進され、結果として酸素運搬能力が高まります。これらは、内臓の運動で、自律神経系が支配しています。つまり、骨格筋のトレーニングをすれば、自動的に自律神経系も強化されるのです。

column
脳の筋肉

1章で述べたように、脳は頭蓋骨に覆われた柔らかい組織で、身体にあるような骨格筋はありません。したがって、脳が手足や体幹のようにダイナミックな動きをしたり、身体のように筋肥大したりするということはありません。脳にある筋は、血管を動かす血管平滑筋です。脳がしている運動は電気信号を出すことで、血管の筋は、その活動に必要な栄養とエネルギーを届けます。血管平滑筋は、随意筋である骨格筋と違って自律神経系の支配を受けています。あまり考えずに行動する人を「脳まで筋肉」などと言ったりしますが、これは、脳本来の働きをあまりしていないことを皮肉った言い方なのでしょう。

内臓の運動

内臓を動かしている正体も神経系です。3章で学んだ神経系が、内臓にどのように関わっているかみていきましょう。

内臓運動のしくみ

内臓運動は、消化器系、呼吸器系、泌尿生殖器系などの運動で、ほとんどが不随意運動です。しかし、口腔、咽頭、喉頭、食道上部には、随意筋である骨格筋があります。これは臓性運動性の随意筋で、大部分は意識的に制御ができるので、運動を中心とする話の中では広義の体性運動性のグループに入れてあります。一方、平滑筋は、気管・食道中部以下の消化管、尿管、膀胱、尿道、卵管、子宮、腟の中間層にあります。これらは、それぞれの中身を次の部位に送り届ける役目をしています。内臓の平滑筋を支配する神経は「臓性運動性」で「自律神経」です。

自律神経による恒常性の維持

全身の状態を常に、安定した状態に保とうとする働きを「恒常性の維持」といいます。身体の内外に異変が起きて非常事態になると、即応体制をとるのが自律神経系の交感神経系です。心拍数や呼吸の回数が上がり、汗が出て、血圧も上がります。そして、交感神経系が働き過ぎないように副交感神経がバランスをとるように働きます。この反応のおかげで、身体は異常な状態にすぐに対応ができるのです。異変がおさまると、交感神経の興奮も自然におさまり、身体を元の状態に戻そうとする働きが生じます。この恒常性の維持には、神経系だけではなく内分泌系（ホルモン系）も関わっています。

緊張すると冷や汗が出る理由

「手に汗にぎる」という言葉があるように、緊張すると冷や汗が出るのはなぜでしょう。緊張すると交感神経が活発になり、汗腺の働きも活発になるからです。皮膚の「汗腺」も自律神経の支配を受けていますが、ここには交感神経しかきていません。よって、運動をしていなくても、精神的なストレスで交感神経が過剰に働き過ぎたときなどは、汗腺も一緒に反応して汗が出ます。このような緊張性の汗は、運動で体温が上がっていないのに出てくるため、冷や汗になるのです。

咀嚼・嚥下運動

消化活動の第一歩、「咀嚼」は随意筋である骨格筋（咀嚼筋、舌筋）が主役ですが、反射的（無意識）に行われる不随意運動の「咀嚼」もあります。口の中に何かが入ると反射的に咀嚼筋が反応する運動がそれです。

咀嚼の次は、「嚥下」になります。嚥下は、3つの段階（相）に分けられますが、第1段階の「随意相」で意識的に筋を動かす動作が起きます。ここでは、舌が主に働いています。第2段階の咽頭相と、第3段階の食道相は、咽頭や食道の横紋筋が働きますが、これらの段階での嚥下運動は、不随意的、反射的に起こっています。しかしながら、ひとたび口の中に物が入ると反射的に咀嚼運動や嚥下運動が起きてしまうので、物を食べながらおしゃべり（息を吸う行為）

をすると、食塊が食道ではなく気管の方に入ってしまい、気管の異物排泄反射でむせてしまうということが起こります。

呼吸運動

呼吸の大きさは、呼吸筋の働きで変わります。呼吸筋は、延髄・橋の両側にあり、延髄には「呼吸リズム調節中枢（呼息中枢と吸息中枢）」、橋には「呼吸調節中枢と持続性吸息中枢」があります。

安静時には、呼吸リズム調節中枢は吸息中枢だけが働きます。ここでは2秒間「息を吸いなさい」という神経インパルスが3秒間隔で出されます。つまり、2秒間呼吸筋（吸息の筋）が収縮したら、次のインパルスを発するまでは3秒間の休みがあるのです。この休み時間に吸息に働いた筋は弛緩します。これが「息を吐く」タイミングです。そして、この繰り返しで呼吸が続きます。

呼吸運動のメカニズム

息を吸う：吸息中枢から神経インパルスが出て2秒間呼吸筋が収縮する。
息を吐く：次の神経インパルスが出るまでの3秒間は呼吸筋が弛緩する。
深呼吸　：呼吸持続中枢が吸息中枢にインパルスを出して、吸息を持続させる。
意識的に息を止める：大脳皮質が働く。

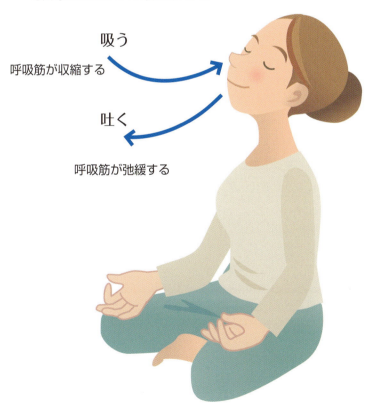

感覚器の運動

感覚器からの情報収集をコントロールしているのも神経系です。運動と感覚器の関係をみていきましょう。

感覚器の中の運動機構

感覚器の中にも運動に関わるシステムがあります。眼球と中耳です。

・眼球

眼球を動かす外眼筋や目を開く（上眼瞼を挙げる）上眼瞼挙筋は随意筋です。このほかに、自律神経支配の不随意筋が上下の眼瞼や眼球の中にあります。眼瞼の中のミュラー筋という平滑筋は交感神経支配で、眼をカッと見開くときに働いています。眼球の中の平滑筋は瞳孔括約筋（動眼神経）、瞳孔散大筋（交感神経）、毛様体筋（動眼神経）で、瞳孔の広がりや水晶体の厚みを調節しています。

・中耳

耳の筋は、鼓膜張筋とアブミ骨筋がありますが、どちらも骨格筋です。しかし、ほとんど反射的に収縮して、音の伝わり方を調節しています。音の伝わり方を調節する運動といえるでしょう。

固有感覚と運動

固有感覚とは筋紡錘、腱器官、関節受容器から戻ってくる深部感覚で、「意識に上る感覚」と「意識に上らない感覚」があります。意識に上る感覚は、眼を閉じているのに「眼球はどの方向に向いているのかが分かる」「右手で何をつかんでいるのが分かる」という感覚です。意識に上らない固有感覚は、重力に対する姿勢調整や物をよくみようというときに、眼球の方向だけでなく、頭の位置や全身の姿勢などを自動的に変えたり、維持したりするための筋出力を自動調整する運動です。眼球運動に関しては、外眼筋の腱紡錘や筋紡錘から発せられる情報に基づいて、6つの眼球の筋の出力を調整して眼球の位置を決めるように働いています。

細胞の中の活動

column

細胞の中の運動は、生命活動そのものを意味します。細胞内小器官でのタンパク合成や、ミトコンドリアでのエネルギー活動、分泌物の産生、外部からの物質取り込み・排出など、目的に応じて細胞内小器官はさまざまな働きをしています。たとえば、輸送に働くタンパクはヘモグロビンの酸素運搬に働き、生体防御に働くタンパクは免疫機能をつかさどり、受容体タンパクは光やにおい、味を感じるという具合です。細胞内で能動運動に関わるのは、細胞骨格の一員でもあるアクチンと、モータータンパクの一員であるミオシンが代表的です。どちらもタンパク質でできています。アクチンとミオシンは筋以外の細胞にもみられるものです。このような細胞内の生命活動がそれぞれの細胞の活動になり、個々の細胞の活動集合体が個体としての活動になっているというわけです。

大脳と身体のつながり

大脳は、場所ごとに全く違う働きをしています。前頭葉は運動、頭頂葉は触覚、側頭葉は聴覚、後頭葉は視覚・記憶・空間認知をつかさどっています。

機能の局在：ブロードマンの脳地図

　ブロードマン（Korbinian Brodmann）は大脳皮質の層構造の厚さが部位によって違ったり、層が減ったりしているところから、大脳皮質を52の領域（野）に分けました（ブロードマンの脳地図）。各領野にはそれぞれ特有の働きがありますが、これを「機能の局在」といいます。

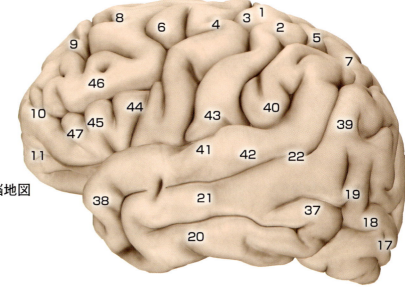

図101　ブロードマンの脳地図

① 運動野：第4野
② 体性感覚野：第3・1・2野
③ 視覚野：第17・18・19野
④ 聴覚野：第41野
⑤ 嗅覚野：第28野
⑥ 味覚野：第43野
⑦ 言語野
・運動性言語中枢（Broca中枢）：第44・45野
・聴覚性言語中枢（Wernicke中枢）：第39野
・視覚性言語中枢：第39野

① 運動野：第4野

　中心前回と、大脳縦裂を挟んだ内側面（中心傍小葉）にあり、反対側の骨格筋の運動をつかさどる中枢です。すなわち、脳から四肢・体幹の骨格筋への信号は、右の運動中枢の場合は左の筋へ信号を送っています。

　中心前回の中においても機能局在があり、全身の場所を表す地図ができています（右図）。中心前回の下部で外側溝に近い側は頭顔部（舌や唇、顔）の筋に信号を送り、頭頂に向かって上肢、さらに内側面に向かって、胴体、下肢の運動をつかさどる中枢が順に並んでいます。

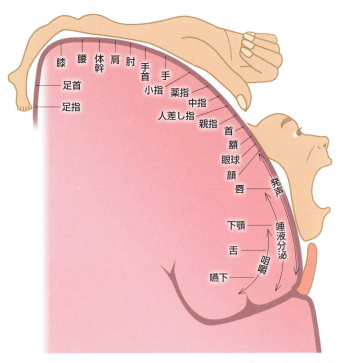

図102 運動のホムンクルス

脳の運動野には機能局在があり、全身を表す地図がある。それぞれ身体特定の部位からの情報を受け取るが、その範囲は実際の部位の大きさではなく、そこにある神経細胞（ニューロン）の数に関係している。この機能部位の割り振りに基づく地図を、「運動のホムンクルス」とよぶ。

② 体性感覚野：第3・1・2野

　中心後回と中心傍小葉にあります。中心溝を挟んで運動中枢（錐体路系）の中枢と向き合っています。体性の知覚（皮膚感覚と深部感覚）に関わる中枢です。触覚、圧覚、振動核、かゆみ、くすぐったさ、温度、痛覚、固有感覚（筋・腱・関節）などがあります。

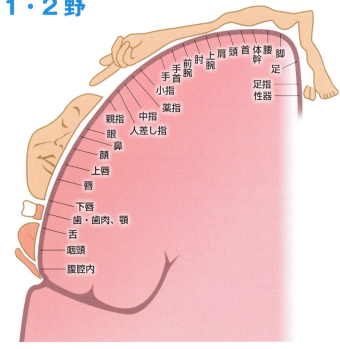

図103 感覚のホムルンクス

錐体路系の中枢と同様に感覚の領域を表す地図ができている。一次体性感覚野の働きで身体のどこがかゆいところなのか、正確に分かる。そしてこの情報に基づいて骨格筋の運動（かゆいところを掻く）が行われる。感覚と運動は大いに関係がある。身体の感覚は反対側の中枢に伝わる。

③ 視覚野：第17・18・19野

17野は一次視覚野で、後頭葉の内側面、鳥距溝の上下にある視覚をつかさどる中枢です。眼からの信号を、視床の外側膝状体、視放線を通して受け取ります。18・19野は二次視覚野で、視覚性連合野を構成し、視覚が認識に働いています。頭の後ろをなぐられると、「目から火が出る」というのは、この視覚野が振動の衝撃で一時的に混乱するためです。

④ 聴覚野：第42野

側頭葉の上面、外側溝のそばで上側頭回の一部にあります。音の情報を受け取り、聴覚性知覚に関わっています。

⑤ 嗅覚野：第28野

側頭葉の内側面にあって、においの情報を受けています。嗅球から直接線維を受ける領域で、海馬の鉤前部の皮質です。以前は、ここに嗅覚野があるといわれていましたが、最近ではここから前頭葉眼窩面皮質に嗅覚情報が送られ、認識されることが分かってきました。

⑥ 味覚野：第43野

味覚性知覚と味の識別に関わっています。中心後回の下部で、舌の体性感覚野の付近に位置しています。

⑦ 言語野

言語野は、大脳半球の外側面にあり、右・左利きに関係なく大部分が左半球にあります。一部の左利きの人では右半球や両半球にある場合もあります。

・運動性言語中枢（Broca中枢）：第44・45野

言葉を話す中枢です。外側溝近くの前頭葉にあります。前頭連合野の一部で、約97％の人は左側にこの中枢があります。つまり、右側は予備です。この部位に機能障害が起こると、読む・聞く・書くができても、言葉が話せない発語不能になります。Brocaの言語野からの信号は、一次運動野（4野）と運動前野（6野）に伝わります。4野からは呼吸筋を制御する信号が出てきます。これにより、声帯を通る気流の調節が行われます。6野では、喉頭・咽頭・口の筋を支配する領域から発声がうまくできるように協調的な筋収縮をする信号が出てきます。発声筋と呼吸筋の協調的収縮により、自分の考えを話すことが可能になります。この領域を損傷すると、考えは明確でもそれを自由に言葉にすることができなくなります。

・聴覚性言語中枢（Wernicke中枢）：第39野（第33・40野）

聞いた言葉を理解する中枢です。側頭連合野の一部で、左側の側頭葉と頭頂葉にまたがる領域です。話されたことを理解し、意味を判断します。右半球の中のBroca野とWernicke野に相当する領域も、うれしさ、悲しさなどの情動的内容を付け加えることによって言葉による意思の疎通に働いています。この領域を損傷すると、話は音として聞こえますが、内容が理解できません。また、単語の配列ができず、話の筋道の通った会話をすることができません。

・視覚性言語中枢：第39野

頭頂葉の角回の39野や縁上回の40野にあります。文字の意味などを解析する部分です。3つの言語の中枢が互いに関連し合うことで、会話をしたり文章を読み書きしたりすることができます。この部位が傷害を受けると文字はみえても読めず、内容が理解できません。

小脳と身体のつながり

小脳は、スピード、技術、正確性といった、運動パフォーマンスにおいて大切な働きをしています。

高い運動能力の鍵は小脳にある

「運動は脳がコントロールしている」というと、大脳からの指令で動いていると思いがちですが、実際に運動パフォーマンスを支えているのは、大脳よりむしろ小脳といえるかもしれません。覚えたての動作はぎこちなくスピードもゆっくりですが、繰り返し行っていくうちに、どんどんうまくなっていき、速く、正確にできるようになります。それは、身体のどこを、どの方向に、どのくらいの力加減で動かせばいいのかを小脳が学習した結果です。つまり、動きの習得には、小脳の働きが不可欠なのです。

大脳基底核と小脳の連携

小脳だけでなく、大脳基底核も動きの習得や技術向上に関与しています。大脳基底核のニューロンは、上位運動ニューロンに刺激を加えて運動を促すように働いています。そして、この大脳基底核と大脳皮質の運動野・視床・視床下核・黒質を結びつけている回路には、運動の開始と終わりで不必要な動きを抑制する働きがあります。また、筋緊張を正常なレベルに保つようにも働いています。このように、小脳と大脳基底核が間接的に協調して動きのプログラムを作成することで、一連の動作がスムースに行われているのです。

小脳は運動を記憶する

小脳は大脳基底核と連携して「手続き記憶」を構築しています。「手続き記憶」とは、身体で覚える記憶のことで、いわゆる「技術」の記憶です。一生懸命、失敗を繰り返しながら練習した成果は、大脳基底核と小脳のネットワークで正しい記憶だけが残るしくみになっていて、一度記憶されたら忘れません。そして、たとえ忘れていても、いくつになっても思い出せるようになっています。これが手続き記憶の大きな特徴です。例として、「自転車乗り」や「泳ぎ」があります。その動きをするための筋肉が動かないために失敗することはあっても、ほとんどの場合、すぐに動きを再現できます。「昔とった杵柄（きねづか）」とは、まさに、この「手続き記憶」のことなのです。

小脳の運動は意識に上らない

小脳が制御している運動は、「運動する」と意識していません。意識に上らない深部感覚（固有感覚）が小脳に届けられ、小脳ではあらかじめ大脳皮質から届けられている「運動の意図」と実際の動きを照合して、不整な動きや無駄な筋収縮に対する修正プログラムを運動野に戻します。必要に応じて直接脊髄前角細胞にも働きかけます。この過程が意識に上ることなく行なわれているのです。自転車や車の運転などの無意識にできている運動は、この小脳が記憶しています。ちなみに、大脳基底核の働きも意識には上りませんが、こちらは小脳のように骨格筋への直接経路をもっていません。そのため、ゆっくりした運動の調整だけに働きます。

動作のスピードは小脳が支配

小脳を経由する反応はスピードが速いといわれています。これは、小脳が大脳皮質と連絡を取り合って修正プログラムを提供・実施してもらうだけでなく、錐体外路の核である赤核や前庭神経核と直接連絡しているからです。また、大脳皮質からの指令を受けて錐体路の動きを支援する錐体外路に直接働きかける経路を小脳はもっています。それによって素早く対応することができるのです。

小脳は動きのエラーを修正する

小脳の主な働きは、意図した運動（大脳皮質の考えた動き）と実際に行われた運動の「違い」をモニターすることです。そして、その誤りを減らす指令を上位運動ニューロンに送ります。つまり、小脳は間違いを修正させていくことで、動きを協調させ、正常な姿勢とバランスの維持に関わっているのです。最初は転んでばかりで失敗する運動も、練習を積んでいくうちに転ばずに上手にできることなどがその一例です。

手続記憶
身体を使って覚えたことは、「手続き記憶」として小脳に格納され、一生忘れない。

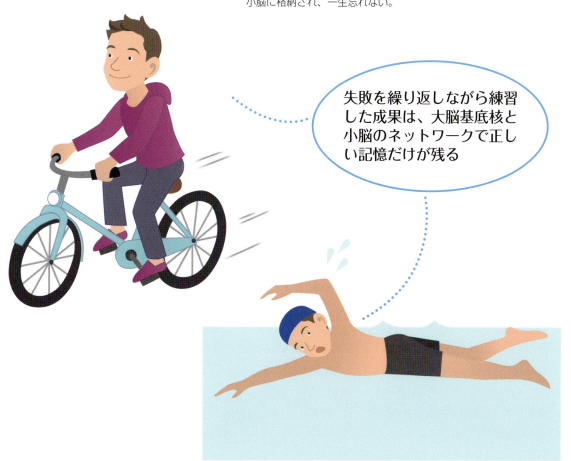

失敗を繰り返しながら練習した成果は、大脳基底核と小脳のネットワークで正しい記憶だけが残る

小脳は成功体験、大脳皮質は悪夢を覚えている

　動作を繰り返し行っていると、小脳の働きによって上達していきます。それでもスポーツ選手などが大会でいい記録が出せなかったり、失敗してしまったりするのはどうしてなのでしょうか。

　失敗するのは、大脳皮質が関与してきたときです。緊張すると大脳皮質が余計なことを考えます。たとえば、過去に失敗した経験があると、「また失敗するんじゃないか」などと大脳皮質が考えてしまったりします。小脳の記憶中枢が、成功したことを記憶するポジティブな脳であるのに対し、大脳皮質は、失敗したことも全て覚えているネガティブな脳といわれます。そのため、大脳皮質が関与してきた途端に、失敗が起こるのです。そうならないためには、何度も練習を繰り返して、自動的に身体が動く小脳の回路を強化しておくことが大事です。

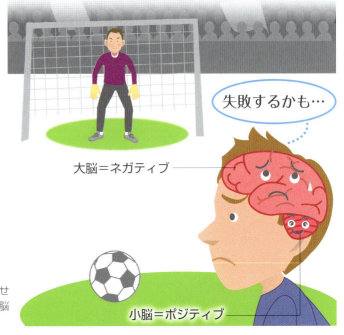

「また失敗するんじゃないか」と大脳皮質に考えさせないためにも、練習を繰り返してポジティブな小脳の回路を強化しておこう。

お酒を飲むと小脳が働かない

　お酒に酔うと、いわゆる「千鳥足」になります。これは歩行に必要なバランス感覚が一時的に失われたためです。バランス感覚をコントロールしているのは小脳です。アルコール摂取によって、小脳のバランスをつかさどる中枢が機能しなくなるためにこうした状態になると考えられます。ただし、足元はふらついても、意識がしっかりしていれば、お盆に乗せた物をこぼしたり、手にもっているものを落としたりはしません。泥酔した場合は別として、アルコール摂取によって最初に影響を受けるのは、まず下肢のようです。

　ちなみに、お酒を飲むと記憶をなくしたりしますが、ちゃんと自宅に帰ってこられます。これは、「家に帰る」という指示を大脳皮質が行ったら、後は自動化された動き（慣れた道なら考えなくても歩ける）ができているからなのでしょう。

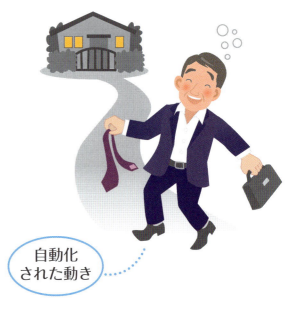

お酒に酔って千鳥足でも、自動化された運動によって自宅に帰ってこられる。

運動能力を高めるには

脳のしくみと働きが理解できたところで、スポーツパフォーマンスを上げる具体的な方法をいくつか紹介します。

繰り返しの練習で錐体外路系を鍛える

　神経ネットワーク（神経回路）の流れがいいほど運動パフォーマンスはよくなります。初めての動きは考えながらするので、関わってくるニューロンは多くなり、情報伝達に時間もかかります。慣れてくると、動きの修正も少なくなるので、スピードが速くなります。完成された動きは最短でその動きができます。その結果、技術が向上したり、タイムがよくなったりします。

　これを調整しているシステムが、これまで何度か述べてきた「錐体外路系」です。錐体外路系が、小脳や大脳基底核にどれだけ情報を集められるか、また視床に入ってきた情報を正確に小脳に伝えられるか、小脳や大脳基底核はどれだけ視床や大脳皮質と密接に連絡しあえているかということが大事になります。何度も繰り返し練習して動きを覚え、動きのイメージやリズムをつかみ、身体の感覚を慣らすことで小脳が筋出力のデータを覚えれば技術は向上します。

イメージトレーニングは意味がある

　イメージトレーニングとは、身体を動かさず頭の中だけで動きをイメージし、運動パフォーマンスを向上させるトレーニング法です。手足などの運動器を使わずイメージだけで向上させることができるのは、実際にやっていることを頭でイメージしただけで、大脳の運動野が活動するからです。これは、脳のMRIを使った実験データで証明されています。

　イメージトレーニングを行うことで、がむしゃらに練習を繰り返すより省エネで運動能力を高めることができます。とはいえ、イメージトレーニングだけで終わらせては意味がありません。イメージトレーニングの後は、実際に身体を動かすことが不可欠です。筋出力がそれに伴わないと、運動には生かせないからです。

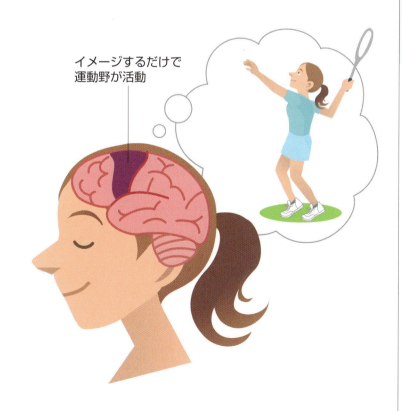

頭でイメージしただけで大脳の運動野が活動するので、省エネで動きの設計図をつくっていくことができる。

イメージするだけで運動野が活動

速く走る（高速運動と神経の関係）

　速く走るためには、歩幅を広げ、足の回転数を上げればいいのですが、この二つを同時に強化するには筋力増強が必要で時間がかかります。フォームを改造して技術の向上を図るのにも新しい神経ネットワークが形成されるまで時間がかかります。

　短期的に速く走れるようにするには、筋力をフルに発揮できるようにすればいいのです。そのためには、姿勢の改善、全身の筋の柔軟性、関節の可動域、関節の動かし方など個々の動作をチェックして、脳がイメージした通りに動ける身体づくりが大切です。崩れた姿勢での運動から、いい姿勢での運動に切り替わるだけでも十分な筋力トレーニングになります。

大きな力を出す（最大筋力と神経の関係）

　筋線維は支配神経からの命令がくると100％全力で収縮します。したがって、50％の力を出す場合、50％の数の筋線維が収縮に参加していればいいことになります。ところが、実際は複雑です。主動作筋が全力を出すためには、みえないところで動きを支える固定筋、共同筋（協力筋）の働きが必要だからです。そして最も重要なのは反対方向に力を加える「拮抗筋」の働きです。拮抗筋の力がゼロのとき、主動作筋が100％の収縮力を発揮したら自分の勢いに振られて姿勢が崩れてしまうでしょう。また、拮抗筋が100％の力を出したままだと姿勢が固まって動けなくなるでしょう。このような不具合を起こさずに大きな力を出せるように働いているのが錐体外路系です。主動作筋が100％の力を発揮できるように筋の動きを協調させているのが錐体外路系です。

持久力（スタミナと神経の関係）

　全身持久力には、自律神経系が深く関わっています。スタミナ切れの原因は、筋のエネルギー不足と思われがちですが、実際は、筋のエネルギーが神経系より先に枯渇することはありません。よって、スタミナ不足は、筋のエネルギー不足より自律神経のへたり（疲労）が原因といえます。

　トレーニングを行うことで、自律神経系機能の持久性を賦活化させる効果が期待できます。末梢からの要求が中枢神経の機能も高めるのです。酸素や栄養の運搬と老廃物の排出がスムースになれば、神経系のスタミナもアップし、全身の持久力も高まると考えられます。

巧みに動く（巧緻性と神経の関係）

　「巧みな動き」は巧緻性ともいわれ、円滑に、よどみなく、難しい動きをこなしていく技術です。

　巧緻性はいきなりうまくなるものではありません。繰り返しの練習によって高まります。巧緻性に深く関わっているのが、錐体外路系の中枢である大脳基底核と小脳が関わる神経回路です。初めて行う動きは錐体路系が働きますが、1回目の動きをモニターしている錐体外路系がすぐに無駄な動きをしないように筋出力のアドバイスを錐体路系に戻します。これを繰り返すことで動きはどんどんうまくなり、スピードも上がります。一度獲得した動きは、小脳のプルキンエ細胞に記憶され、よりよい動きに書き換えられて保存されます。

　運動を行う主役は車の両輪の錐体路系と錐体外路系でどちらも重要です。両者の協調された運動指令が巧みな動きの獲得につながっています。

柔軟性（筋の柔らかさと神経の関係）

　身体の柔軟性は、筋肉や腱の結合組織の柔らかさです。筋肉や腱を柔らかくするのは、ストレッチが有効ですが、筋には感覚受容器があるので、ストレッチなどで伸ばし過ぎたときは、これ以上伸ばさないように「伸長反射」という作用が起こります。伸ばし過ぎると筋線維や腱組織が損傷するおそれがあるため、「痛み」という防御策でそれを食い止めようとするのです。大脳皮質が最初から「伸ばされる」ということに対して防御的に働いてしまうと、筋が伸びにくい場合があります。柔軟性に個人差があるのは、この影響もあるようです。また、ストレス状態の強い人（自律神経系の活動が高いままの人）は筋の自然緊張も強く、ストレッチに対して高い抵抗を示します。このような場合は、いきなりストレッチをするのではなく、自律神経系の緊張を和らげることを先にする必要があります。体操で行う場合は、ゆっくり行うストレッチではなく、軽く素早いけれど大きな（ダイナミックな）動きのストレッチが効果的です。また、毎日少しずつ筋を伸ばすことを繰り返していくと、神経が学習して伸長反射が起こりにくくなることもあります。これは、神経系にストレッチ耐性（stretch tolerance）が備わるためだといわれています。それによって、身体を曲げても痛みを感じなくなるので、柔軟性が高まるという理屈です。

　ストレッチをしているときに、伸ばしている筋に力を入れて脱力するという練習法でも柔軟性が向上します。これは、最大収縮をした後は弛緩するという筋の性質を利用したものです。

緊張したときの対処法

　スポーツの試合や仕事のプレゼンテーションなど、緊張する場面でいいパフォーマンスができなかったということは多くの人が体験していることでしょう。これも、自律神経が関係しています。そのメカニズムはこうです。頭（脳）が緊張すると、連動する筋系のシステムが働かなくなり、動きが硬くなります。筋の細胞は自分で勝手に収縮することはできません。中枢からの指令で動いています。前述の筋交感神経の影響もあると思われます。そのため、緊張し過ぎてシステム（中枢神経）に問題が起こると筋肉の動きが悪くなるのです。こういうときは、軽く身体を振ったり、揺すったりすると解消できます。

　緊張しているときは、頭の付け根の筋（後頭下筋）や指先の筋に力が強く入ってしまいます。頭の付け根の筋（後頭下筋）の緊張が強いと、脳からの血流の戻りが悪くなります。指先に力が入ると、体幹（胴体）にも力が入り、全身の筋肉が固くなります。上肢を脱力させながら軽く振ったり揺すったりすることがうまくできると、首筋がほぐれ、指先の力が自然に抜けます。意識して力を抜こうとすると逆に固くなってしまいますが、こうした身体の自然な作用を利用することで、緊張をほぐすことができます。運動でもほぐれない後頭下筋の緊張は、軽くアイシングするのもおすすめです。

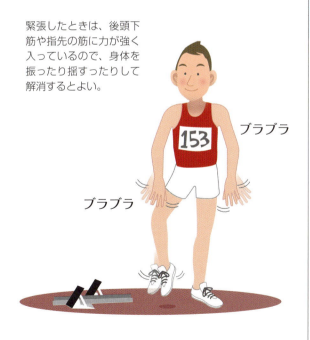

緊張したときは、後頭下筋や指先の筋に力が強く入っているので、身体を振ったり揺すったりして解消するとよい。

脳内活動

ここでは、脳内の活動について紹介します。
脳内活動には、高次（脳）機能と睡眠・覚醒があります。

心と脳

心（精神機能）はどこにあって、どのように働いているのでしょうか。心の状態は高次（脳）機能とよばれます。

心は何をしているか？

脳は、単純な感覚入力や運動指令を出すだけでなく、意識をもって考え判断をしています。そして、脳の各分野と情報交換を行い、統合的に活動する、いわゆる精神機能がありますが、この精神活動が高次脳機能になります。高次脳機能が働く場所は連合野です。連合野や大脳皮質に届けられた体性感覚、視覚・聴覚など異なる感覚入力に対して、記憶情報と照らし合わせるなどの「認知」という高次処理を施し、それに基づいた運動や行動を選択・決定し、行動の企画を立てたりします。認知（認知、言語、意志と感情）、注意（選択と処理、決定をする過程）、記憶（学習と記銘、保持、貯蔵）が主な働きになります。

・認知

認知には頭頂、側頭、後頭連合野にある、一次視覚野（17野）、一次聴覚野（41・42野）、二次視覚野（18・19野）、二次聴覚野（22野）、視覚の連合野（37・20・21野）、体性感覚の連合野（5・7野）が働いています。これらの場所は、一次感覚野と連絡するほか、視床非特殊核から投射線維を受けています。感覚情報の受け取りはそれぞれの感覚野で行われますが、知覚・認知し、判断するのは連合野の統合作用に基づきます。認知には「記憶」が必要で、届けられた情報は、「記憶」に照会が行われます。ヒトの脳は90％が左半球に言語機能をもち、大脳半球の左右差の典型的な例です。運動性言語中枢は、前側頭連合野（44・45野）にあり、感覚性言語野はWernickeの言語野（42・22野）と視覚、聴覚、体性感覚の連合野は39・40野にあります。

・注意

注意は、生理学的には、脳が多数の情報から認知すべきものを選択し、関心をもち続けることであり、さらに他に目を向けたり、同時に複数のことに意識を分配するなど、多様な要素が含まれています。あらゆる精神活動の基盤であり、注意障害では、思考や知覚、記憶、言語、行為などに重大な影響が及びます。脳幹網様体賦活系と大脳皮質を中心とした機構により維持・調節が行われています。

・記憶

大脳辺縁系の海馬・脳弓・乳頭体を中心としたPapez回路や間脳・前頭葉などが大きく関与しています。記憶には、物を覚える過程（記銘コード化）、覚えていること（保持）、覚えたことを思い出す（想起）という3段階の精神活動が区別されます（p.132）。これらのいずれかが失われたのが高次（脳）機能障害（p.142）です。

連合野

連合野は、感覚野からの情報を集め、それらを統合して複雑に認識したり、運動野と感覚野との機能を統合するなど高次の脳活動のために働いている領域です。

連合野の種類

・**頭頂連合野（体性感覚連合野）（第5・7野）**

　体性感覚野から触覚情報などを受け取り、視覚野からは空間の感覚情報を受け取ります。物と自分、物と物との位置関係の認知に関わり、過去の体性感覚経験の貯蔵をしています。この部位が損傷すると、損傷側と反対側の身体がわからなくなり、自分の居場所や物、位置関係、触感の記憶がなくなります。

・**運動前野（第6野）**

　一次運動野、頭頂葉感覚連合野、大脳基底核や視床と連絡があり、錐体外路系との関わりが大きい領域です。細かい作業をするときに特定の筋群を特定の順番で動かすような指令を出し、運動記憶を貯蔵します。

・**前頭眼野（第8野）**

　運動前野に含まれるとする分類もあります。眼球の随意的な動きを制御しています。

・**前頭連合野（前頭前野）（第9・10・11・12野）**

　前頭葉前方部の広い領域で、ヒトで発達しています。他の連合野をはじめ視床、視床下部、大脳辺縁系や小脳と直接の連絡路があり、古くから「知性の場」と考えられています。この領域が損傷すると、社会的な人格が欠如し、行動阻害や無感動になります。

・**眼窩前頭皮質（第11野）**

　前頭葉の外側部に位置し、一次嗅覚野と連絡しています。ここで「におい」を同定し、識別をしています。

・**後頭連合野（≒視覚連合野）（第18・19野）**

　一次視覚野と視床からの情報を受け取ります。空間的に何がどのような状態であるかを知り、平面をみて立体的に認識すること（視空間認識）に働きます。また色の識別、運動の把握といったさまざまな視覚が関わることの認識に特化して働いています。過去と現在の視覚体験を関係づけてもいます。

・**側頭連合野（顔認識連合野）（第20・21・37野）**

　視覚連合野から顔に関する情報を蓄積し、顔をみてその人を認識できる機能をもっています。

・**聴覚連合野（第22野）**

　聴覚野から聴覚情報を受け取り、視覚連合野とも密接につながっています。この部位が障害を受けると音の種類やリズムが分からなくなります。Wernicke言語中枢が損傷すると、感覚性失語症や神経聾になります。内部の海馬や扁桃体と密接につながり、記憶の形成にも関わっています。

・**共通連合野（第5・7・39・40野）**

　体性感覚連合野、視覚連合野、聴覚連合野や一次味覚野、一次嗅覚野、視床、脳幹の各部と連絡をしています。感覚情報に基づいて「考えること」と、それを周囲に「伝える」ことをしています。

睡眠と脳

覚醒状態と睡眠状態のとき、脳はどのような活動をしているのでしょうか。

動物はなぜ睡眠をとるのか？

　動物はなぜ睡眠をとるのでしょうか。これは難しい問題ですが、一言で答えるならば「よりよく、たくましく生きるため」でしょう。仮に睡眠をとらないとどうなるでしょうか。それはすなわち「死」を意味します。

　ヒトの睡眠の目的（効用）はいくつか考えられますが、ほかの動物と共通しているのは「概日リズム」です。明るい光の中で覚醒しているときは交感神経主導で働く機能が活発に働き、暗くなってからの睡眠・休養時には副交感神経主導で働く機能が活発になるという自律神経の役割分担です。また、脳が休んでいるノンレム睡眠のときに、もっとも成長ホルモンの分泌量が増えるなど、睡眠に連動した働きもみられます。

睡眠の種類

　脳活動の記録（脳電図）などから観察すると、睡眠はレム睡眠（REM: Raid Eye Movement））と「ノンレム睡眠（Non-REM）」の二つに大別されます。

　レム睡眠は、閉じている瞼の下で眼球が急速に動くことが特徴的です。深く眠っているにもかかわらず、脳波上は覚醒時と区別がつかない状態です。夢をみることと関係が深いと考えられています。

　ノンレム睡眠は、徐波睡眠ともよばれますが、4つの段階に分けられています。ステージⅠは眠りかけの状態で覚醒時にみられるα波が減少します。ステージⅡは脳波上、睡眠紡錘波がみられます。ステージⅢは低周波のδ（デルタ）波が増え、ステージⅣではδ波が50%以上になります。

睡眠のリズム

　成人の一晩の睡眠持続時間はおよそ8時間で、1日1回、一定の時刻（夜間）に起こります。このようなリズムを「サーカディアンリズム（概日リズム）」といいます。ただし、新生児は1日当たり16時間の睡眠を断続的にとっており、2歳児では6〜12時間程度となります。成人は睡眠中、徐波睡眠のステージⅠからレム睡眠の間をおよそ90分程度の周期で数回繰り返しています。高齢者になると再び断続的な睡眠タイプに戻ります。

図103 脳内活動

脳は各分野と情報交換を行い統合的に活動する高次機能があり、連合野がそれをつかさどっている。

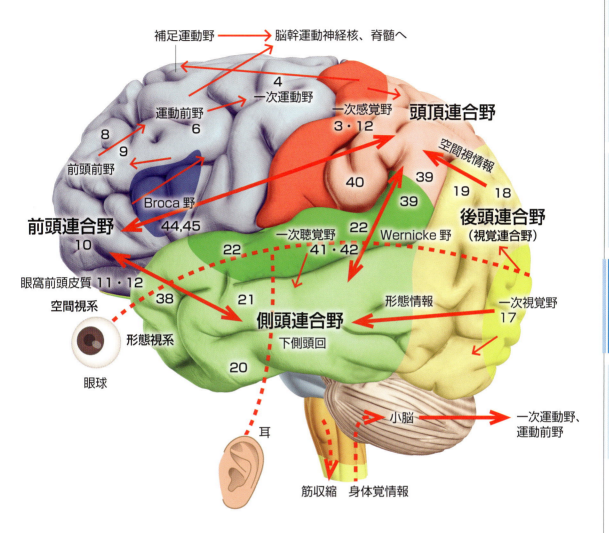

記憶と脳

記憶はどこでどのように行われるのでしょうか。

脳の学習・記憶

脳の記憶には大脳の海馬に代表される記憶と、小脳に代表される記憶の大きく2種類があります。

記憶の種類

記憶の種類は、2種類あります。一つは、「陳述記憶（declarative memory）」といって、言葉やイメージとして表現できる内容をもつ記憶のことです。一般的には、陳述記憶は頭で覚える記憶（海馬に代表される記憶の種類）です。陳述記憶は、さらに「①エピソード記憶（日々の出来事や体験した事柄を覚える）」「②意味記憶（言葉の意味や知識で理解しながら覚えていく記憶）」があります。

記憶の種類のもう一つは、「非陳述記憶（nondeclarative memory）」です。言葉では説明できないけれども、行動や反応として現れる記憶で、俗に身体で覚える記憶（小脳に代表される記憶の種類）を指します。

記憶の手順

基本的な記憶の手順は、対象の大脳皮質での知覚、認知が登録され、次にその認知内容を把持し続けます。これにより神経回路（神経ネットワーク）のシステムが強化されます。最後に把持している内容を記憶保管庫から呼び出して再生・想起するという手順です。

把持時間による記憶の分類は必ずしも一定ではありませんが、①瞬時記憶（刺激直後に再生する記憶）、②短期記憶（数分〜数時間後に再生する記憶）、③長期記憶（数日〜数年後に再生する記憶）に分類されます。

記憶のメカニズム

記憶は、内容によって関わる脳の領域が異なります。陳述記憶は側頭葉内側面、非陳述記憶は前頭葉と基底核、小脳です。古典的な記憶貯蔵の考え方は、海馬は一時的な記憶の貯蔵庫という従来の考え方です。記憶障害例の検討から、Papezの回路とYakovlev（ヤコブレフ）の回路、海馬が重要視されていますが、動物実験の結果からでは、この説は見直しが必要なようです。

新しい海馬の連合機能を重視する考え方は、記憶の形成は、脳における選択的な神経回路あるいは神経細胞の結合強化（ニューラルネットワーク）によるというものです。一つの対象について、視覚、聴覚などの感覚情報の種類（モダリティー）に各感覚

野から連合野までの処理過程で生じた神経回路（神経細胞）の興奮がそのシナプス回路の強化をもたらすというものです。時間的に同期した情報（興奮）は海馬の連合機能によって連合野の間の結合が強化され、関連づけて記憶され、過程の中で抽象化も行われるというものです。

記憶の形成過程

記憶の形成は、①対象の認知、②瞬時記憶（即時記憶）、③短期記憶、④短期記憶から長期記憶への過程、⑤長期記憶、⑥想起（思い出す）という段階で行われます。

① 対象の認知
記憶の最初の段階です。何をみているのかという認知をすることです。体性感覚・特殊感覚など感覚障害では最初の認知が困難です。

② 瞬時記憶（即時記憶）
時間経過の中で、「さっき」みたものを数秒間思い出す過程です。この記憶は思い出した内容において、自分はそのときどこで何をしていたかを思い出す力になります。

③ 短期記憶
瞬時記憶で残った記憶のうち、数秒間から数分間は一次的に思い出せるような記憶です。この段階では、新しい電話番号をみても番号に特別な意味を感じなければすぐに忘れてしまうレベルです。

④ 短期記憶から長期記憶への過程
短期記憶の事象に何か特別な意味が付加されると、長期記憶に移行します。

⑤ 長期記憶
何日も何年も続く永久的な記憶です。特別な意味合いはなくても、同じことを何度も繰り返すとそれは長期記憶の一部になります。

⑥ 想起（思い出す）
長期記憶を何度も取り出すことで記憶が強化されて、記憶が固定化される段階です。言葉で表現できる情報の長期記憶は、大脳皮質の広い領域に貯えられています。運動技能の記憶は大脳基底核や小脳、大脳皮質に貯えられます。

記憶力強化に小脳が役立つ

小脳は身体動作の成功体験を覚えます。また、身体で覚える「手続き記憶」にも関係しています。これら小脳の特徴を応用すると、記憶力を高めることができます。小脳が関わった記憶は、小脳が関わらない記憶よりはるかに覚えやすいからです。

小脳は、運動を伴うと働きます。したがって、ジェスチャーを交じえながら物を覚えたり、歩きながら記憶したり、身体動作とセットで記憶してみましょう。2つ以上のイベントを同時に行うことで、思い出す際の糸口も増えるので、記憶が取り出しやすくなります。

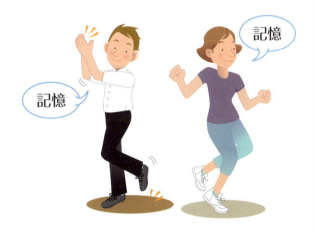

ダブルタスクで記憶力アップ
2つ以上のイベントを同時に行う（ダブルタスク）と記憶力がアップする。手拍子・足踏みしながら覚えると記憶が取り出しやすくなる。

加齢と脳

年をとると神経ネットワークも衰えるのでしょうか。
身体機能と加齢の関係をみていきましょう。

神経ネットワークは衰える？

神経ネットワークは加齢の影響をどのように受けるのでしょうか。

運動会で転ぶお父さん

　子どもの運動会でお父さんが転んでしまったという話はよく聞きますが、これは単に加齢のせいなのでしょうか？ 速く走ろうとして足がもつれてしまう原因は二つあります。一つは運動器の問題、もう一つは神経系と運動器の協調性の問題です。

　運動器の問題とは、神経系からの指令はちゃんと骨格筋へ届いているのに、筋肉がそれに対応できないことです。これは、運動不足による筋力低下や結合組織が硬くなったりしたことで、筋や周囲の組織の反応が脳の記憶と違っている、すなわち、筋肉が指令通りに動けないために起こります。若い頃は運動する機会がそこそこあったのに、社会に出てからぱったり運動しなくなってしまったお父さんにありがちです。

　神経系と運動器の協調性の問題は、長い間使っていないことで動作記憶がすぐに出てこないことが原因です。とっさに出た指令は、その通りに筋まで伝わらない場合があります。久しぶりの動きなので、神経系が急に対応できないのです。そうならないためにも、久しぶりに運動するときは、準備運動をしっかり行い、動きを確認してから運動に入ることです。これ以外に、加齢によって筋線維が退縮し、力が出ないということも当然あります。

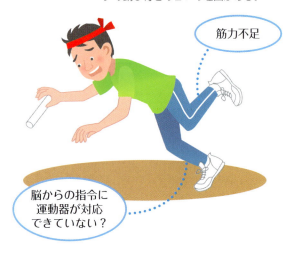

お父さんが転んでしまう理由
運動会でお父さんが転んでしまうのは、筋力不足と神経・運動器間のネットワークの錆び付きの2つの理由がある。

筋力不足

脳からの指令に運動器が対応できていない？

高齢者に多い小股歩き

　高齢になると歩幅が小さくなるのは、バランス力と筋力の低下が原因です。大股で歩くと筋力（中殿筋と内転筋）を使います。片足立ちを保つ時間も長くなって身体がより不安定になります。その点、小股歩きなら筋力をそれほど使わずに済みますし、姿勢も崩れにくいというメリットがあります。つまり、小股歩きは安定姿勢でしかも省エネで歩くための最良の方法なのです。高齢者が小股歩きになるのは、筋の衰えに対して無理なく安全に歩くために自然に行っていることです。脳が筋肉の状態を判断し、運動をコントロールしている結果なのです。

　ちなみに小さな子どももよく転びます。これは、頭の大きさに対して四肢の筋・骨格の発育発達が追い付いていないためです。筋・骨格より神経系の方が早く発達するため、アンバランスが生じるのです。

　高齢者は筋力低下で小股になり、小さな子どもは筋力が未熟で転びますが、いずれも筋力不足が理由です。子どもの転倒は、土踏まずが完成する6～7歳頃からは激減します。

column

加齢のメリット、デメリット

　「加齢（Aging）」の本来の意味は、単に齢（年）を重ねるだけの意味で、発育学の領域では、胎生期から老年期になるまでの時間的経過を表す言葉でした。しかし、現代では、加齢とは、加齢を重ね続けた結果、高齢者（老人）になった人たちに限定して使う言葉となり、「古くなった」という意味が幅をきかせています。

　確かに、一般の体細胞（神経細胞を含む）や生殖細胞など個々の細胞には当てはまるかもしれません。1個でも細胞機能の衰えが始まると徐々に全身の機能低下が始まり、筋力・行動体力の低下をもたらします。

　神経系の場合、発育スピードがほかの器官に比べて早く、5歳頃には完成サイズの80％、12歳頃には100％のサイズになり、神経系の回路の基本ができてくるとされています。このように書くと、加齢には良いことが一つもなさそうですが、そうではありません。加齢に伴って神経細胞の数を増やすことはできませんが、神経の突起の枝分かれの数を増やすことはできるのです。枝分かれが増えるということは、シナプスの数を増やせる、すなわち、今あるものより質の高い神経回路をつくりあげることができる、ということなのです。

　行動体力が低下したとしても、精神活動は一生向上できるというメリットがあります。刺激を続ければ、「今」よりもっと洞察力、考察力がつき、思考の幅を広げられるということなのです。

疲労と脳

疲労と脳はどう関係しているのでしょうか。

疲れているのは身体？ 脳？

疲れを感じるのは脳です。そのメカニズムを知って、疲労対策の手がかりをみつけましょう。

疲れは脳で感じている

「疲れ」は、自律神経が認識した身体の恒常性の異常感覚を大脳皮質に投射されて、私たちの頭の中に「疲労感」として認識されます。自律神経系の中枢は間脳の視床下部にありますが、ここの細胞の活動力自体が低下する場合と、自律神経系の神経回路（ニューラルネットワーク）の中のどこかで刺激伝達物質が枯渇して情報がうまく伝わらない場合の、二つが考えられます。

神経細胞の栄養不足なのか、神経の化学伝達物質のどれかあるいは全部が不足なのかは断定できませんが、疲労を感じるのは「脳」なのです。

筋疲労の原因は自律神経？

疲労の直接の原因は自律神経系のシステムの疲弊といえるかもしれませんが、その誘因となるのは、大脳皮質の意思の力です。

生命活動を自動調整しているのは自律神経系ですが、身体を疲弊させるまで働かせるのは、大脳皮質です。自らの発案による行動であれ、他者に強制された行動であれ、「頑張る」「頑張らねば」という大脳皮質の意思の力が働いています。自律神経系は余力が残されているうちに「疲労感」という形で警告を発しますが、大脳皮質は「疲労感」を無視して身体を酷使させることができるのです。

疲れ知らずの人はどんな人？

「疲れ感」は、大脳皮質が「認知」して初めて意識に上ります。疲れを知らない人は、大脳皮質へのこの「疲れ情報」がきちんと届いていないか、本当に体力があって、短い休息で脳の疲労が回復する人なのか、二通りあります。つまり、前者は「疲れている」という自律神経系からの情報に目をつぶって、「疲れている」情報を、大脳皮質に送らないように邪魔（抑制）をして、大脳皮質での「認識」が行われていない場合が考えられます。この場合は、身体の異変に対する情報を、どこかで握りつぶしていることになるので、生命活動にとって大変危険です。

「疲れ」のサインを感じたら休むこと

「疲れ感」は自律神経系が出す疲労のサインです。脳を含めた全身の活動で一つでも不足したものがあると、身体活動や精神活動はうまくいきません。脳の活動が完全にストップしないように身体を休養させることで対処しましょう。無性に眠く、寝ても寝足りないという状態が続くときは、神経の刺激伝達物質の生成が間に合っていないのか、神経細胞の活動エネルギーが不足しているのかもしれません。こうした「疲れ」のサインを感じたら、とにかく休むことです。

疲労と疲労感

疲労は客観的に評価されるものですが、疲労感は脳が感じる「疲れた」「疲れている」という感覚で、実態はさまざまです。

学問的に、疲労とは「過度の肉体的・精神的な活動により生じる独特の病的な不快感と休養を求める欲求を伴う精神・身体機能の減弱状態」と定義されています。痛みや発熱と同じように、身体の恒常性の乱れを知らせる危険信号の一つとして扱われていますが、脳が主観的に感じる「疲労感」とは必ずしも一致していません。

疲労は、肉体的疲労と精神的疲労に大別されますが、肉体的疲労の典型的なものは運動後の疲労であり、多くの研究は運動によって使われた筋の疲労が中心です。

医学的な疲労の評価法には、尿や血液などの生化学的検査がありますが、これは「病的な疲労」を見極める検査で、日常生活の中での「疲労」や「疲労感」を評価する方法ではありません。

日常生活の中での「疲労感」は、重篤な状況に陥らないための、一次予防のサインとみなすべきでしょう。研究報告によれば、実験的に筋疲労を起こしてエコーで観察すると、疲労した筋は筋線維の緊張状態が疲労していない状態に比べて変化があるとのことです。

医学的に「疲労」していないという結果が出ても、「脳」が身体の中のどこかの機能低下・環境変化を感じると「疲労感」という感覚で私たちに教えてくれているのだと考えることは大事です。

疲労回復の特効薬は十分な睡眠です。睡眠がとれて初めて食事が進み、栄養補給が成立します。

column

疲労をしない身体つくるには？

疲労を起こしにくい身体をつくる最も手っ取り早い方法は、と考えたとき、多くの人々は、疲労は自律神経系のヘタリだから、自律神経系のエネルギー源をたくさん摂取すればよいのでは、と考えるかもしれません。一次的にはそれでもいいかもしれませんが、長期的に考えるとそれは大いに問題が生じます。なぜならば、身体は単一の栄養素で活動をしているわけではないからです。どんな小さな動きでも身体は全身がその動きに呼応して働きます。主役が働くために全身のサポートシステムが一緒に働いています。そして、そのサポート役のほかの諸器官が必要とする栄養は、みな似ているけれどそれぞれ微妙に違うのです。すなわち、主たる細胞の栄養のほかに、サポート細胞のための栄養も必要となってきます。一部だけ元気はつらつになっても、ほかが疲れ果てていたら、身体全体としてはやはり疲労から脱却はできないわけです。

疲労しない身体をつくるには、時間をかけて少しずつ、偏りのない栄養バランスに留意して適度な負荷と休養を組み合わせた生活が大事です。身体は休養している間にたくましくなっていくものです。

痛みと脳

痛みと脳はどう関係しているのでしょうか。

痛みはどこから来る？

痛みを伝えるのは神経です。実際、どのように痛みを感じているのでしょうか。

痛みの伝わり方

「痛み」は、末梢での情報が大脳皮質の感覚野に送られ、そこにある神経細胞で情報が認識されると、初めて「痛い」と感じます。痛みの感覚（痛覚）を伝えるのは「自由神経終末」です。

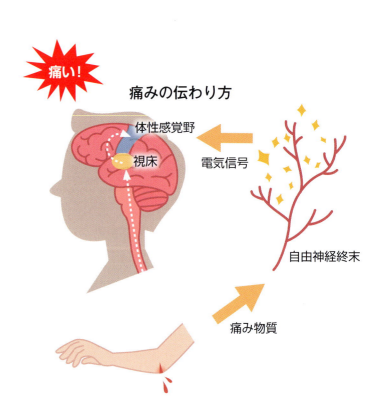

痛みの伝わり方

痛みの原因

痛みの原因は、末梢の組織自体に問題があるときもあれば、中継基地である神経細胞体や、電線に相当する神経線維に問題がある場合もあります。よくあるのは、途中経路に問題があるのに、末端（たとえば足など）が痛いと思ってしまうことです。痛みを感じる細胞は、その末端（この場合は足）とつながっているので、そこが原因と勘違いしてしまうのです。たとえば、下肢の筋の情報を伝える役目をしている神経が物理的に圧迫されていると、「足の筋が重苦しい」などと誤認してしまうのです。

坐骨神経痛

　坐骨神経は、骨盤の坐骨結節の脇を通る神経で身体の中で最も太い神経です。大腿後面と下腿・足の全てに分布しています。

　長時間座り続けていると大腿後面の筋がだるくなったり、足先に冷え感が出たりすることがあります。これは、お尻を支える大殿筋が身体の重みに負けてぺちゃんこになってくることが直接の原因で、そこを通っている坐骨神経への圧迫が物理的に強くなっています。また、長く動かないで座り続けていることで、下肢の血行も悪くなります。

　坐骨結節あたりの物理的圧迫であっても、坐骨神経が分布しているところ全域からの異変として脳に伝わるため、「坐骨神経痛」が生じます。この場合は、大殿筋の運動などで下肢への血行を回復させることで問題は解消します。

　坐骨神経は骨盤の中から出てくるときに大腿の外旋筋の間を抜けるのですが、この外旋筋（梨状筋など）が硬く柔軟性を失っていると、坐骨神経が根本から圧迫されるため、痛み症状が下肢の広範囲で出現します。

しびれ

　しびれは、麻痺の一種と考えられています。何らかの原因で血流が滞ると、その部位の神経に障害が起こり、力が入らない、電撃を常に与えられているような異常な感覚が続くなどの現象が起こります。

　肘の内側をぶつけると、指先まで「ビーン」としびれが走ります。これは、末梢神経の尺骨神経に衝撃が当たった結果、一時的に尺骨神経の機能に障害が起きた結果です。神経は電気で信号を送っているため、このように、「ビーン」とか「ビビッ」という感覚があります。正座をしていると膝裏から下腿に走る坐骨神経を圧迫します。圧迫を解除した途端に下腿や足がビリビリとしびれて、立てなくなるのも同じ理由です。

　しびれを起こす疾患は多岐にわたります。過呼吸、テタニー、ヒステリー、脳血管障害、多発性硬化症、手根管症候群などです。手のしびれでは頸椎症をはじめとする頸椎疾患と手根管症候群、足のしびれならば脊髄病変か多発神経炎の4つが多いようです。

筋のけいれん (cramp)

　「こむら返り」など、運動中に不随意に起きる筋の激しい収縮と弛緩の繰り返しがけいれんです。随意運動で引き起こされやすく、強い痛みを生じます。このけいれんは脊髄・末梢神経・筋の病変の一つで、脳には異常はありません。原因は筋疲労や体内の水分不足、身体の冷えによる血管の縮小などとされています。

　スポーツ中だけでなく、歩いているときや足を伸ばしたときにも起こることがあります。また、カルシウム濃度の低下などにより筋興奮性が高まったときに起こるテタニーの主症状でも筋のけいれん（spasm）は生じます。このけいれんは脳・脊髄・末梢神経性のもので、筋自体には問題はありません。さらに、脳だけが関わるけいれんに、てんかん性のけいれん（convulsion）があります。これには、脳波の異常がみられます。

こり

　身体の一部を使い過ぎると、筋肉に「こり」が出ます。こりがひどくなると痛みが出ます。この場合のこりは、生じた老廃物の排泄がうまくいかず、末梢の組織の隙間に微妙にたまった状態、すなわち、筋膜の隙間に組織液が滞った状態で起こります。マッサージなどで、たまった組織液を血管に戻すようにするとすぐに筋は柔らかくなるのですが、放置しておくと筋肉はパンパン状態になり、運動制限を受けるようになります。着ぶくれ状態で運動をするようなものです。

　代謝産物の排泄がうまくいかず、運動に支障をきたしているという現場からの「救援」を求めるサイン（徴候）がこりの痛みや頭痛です。全身くまなく分布して現場の異変を伝えるのは自由神経終末という神経線維ですが、この神経は、異常情報を「痛み情報」として脳に伝えます。脳が最初に感じる違和感が、痛みなのです。脳が身体に「危害を加えられている」と認識すると同時に、身体は自分の身を守るため、反射的に筋を収縮させて身体を固めて守ろうとします。脳が「苦痛」を認識すると、その緊張が持続するのです。

　ちなみに、肩がこるように「脳がこる」ということはあるのでしょうか？　医学的に「脳のこり」はありませんが、実際は、ストレスが強くかかり脳の働きが停滞している状態が「脳のこり」といえるのではないでしょうか。温泉に入ったり、マッサージを受けたり、一時的に身体のこりがほぐれてリラックスすると、「脳のこり」も取れた状態になるのかもしれません。

熱いものを触って「冷たい！」と言ってしまう　column

　温度を感じる中枢は二つあります。温中枢と冷中枢です。文字通り、温中枢は温かさ、冷中枢は冷たさを感知します。しかし、温中枢が管理する温度は、ほどよい温かさであって、低温過ぎたり高温過ぎると、その温度情報は冷中枢に運ばれてしまいます。そのため熱過ぎるものを触ったときにも、反射的に「冷たい！」と言ってしまうのです。

　熱い湯船につかったとき、最初は熱くて入れなかったのに、だんだん慣れて熱さを感じなくなってくるということが起こります。これも、冷中枢が働くことで、温度を感じにくくなるからなのです。

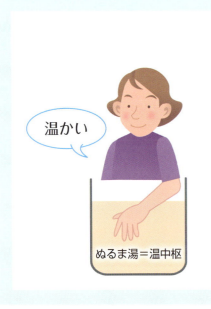
ぬるま湯＝温中枢／温かい

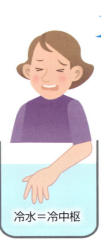
冷水＝冷中枢

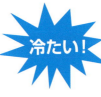
冷たい！

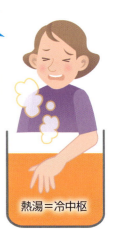
熱湯＝冷中枢

熱湯は冷中枢が感知するので、「冷たい」と言ってしまうことがある。

障害と脳

障害と脳はどう関係しているのでしょうか。

障害の種類

障害には、感覚障害、運動障害、高次（脳）機能障害などさまざまなものがあります。

感覚障害

　感覚障害とは、何らかの「感覚」が異常をきたすことをいい、症状としては「表在感覚障害」「深部感覚障害」「複合的な感覚」に大別されています。疼痛、頭痛、しびれ感、無痛などいろいろあります。

　原因別には、末梢神経感覚障害、脊髄性感覚障害、脳幹性感覚障害、視床性感覚障害、大脳皮質体性感覚障害に分類されます。このほかに、心因性のヒステリーに分類される感覚障害もあります。感覚障害は、その分布と障害を受けた感覚の種類が分かれば、原因病変の部位の診断が可能です。

運動障害

　運動障害は、神経系の疾病によって起こる随意運動の障害のことをいいます。麻痺や筋萎縮によるものがあります。麻痺は、主に錐体路系の障害で、右または左半身が麻痺する片麻痺に代表される中枢性麻痺と、脊髄性小児麻痺や脊髄性筋萎縮症などにみられる弛緩性麻痺を示す末梢性麻痺に分けられます。筋萎縮は筋量が減少した状態で、筋力低下を伴う障害です。

　広義の運動障害には不随意運動も含めますが、これは、錐体外路系の障害で、意図していないのに勝手に筋運動が行われてしまうものです。

運動失調

　運動失調とは、協調運動の障害の一つで、筋力低下はないものの運動の方向や持続が変化して、円滑な運動ができないことをいいます。このとき、姿勢保持もうまくできなくてバランスが悪くなります。また構音障害が起きる（失調言語）と、音節の開始が唐突で、爆発的でとぎれとぎれの断片的な言葉遣いとなり、酔っ払いの話し方のように調子が急に変わるという状態もあります。眼振も多いです。運動失調の原因は、小脳性、深部感覚障害（脊髄性、末梢神経性）、前庭迷路障害に大別されます。

高次（脳）機能障害

高次（脳）機能障害とは、主に脳の損傷によって起こされるさまざまな神経心理学的障害です。病理学的な観点よりも厚生労働省による行政上の疾患区分として導入された概念であり、異なった原因による複数の疾患が含まれています。

高次機能とは、大脳皮質のうち、新皮質連合野の統合機能がもつ認知、言語、記憶、学習、思考、判断などの認知過程と行為の感情（情動）を含めた精神機能を総称したものです。そして、病気（脳血管障害、脳症、脳炎など）や事故（脳外傷）によって、脳が損傷されたために認知機能に障害が起きた状態を、高次（脳）機能障害といいます。

・失語症

獲得された言語機能が、大脳にある言語中枢の障害によって消失したり低下したりするものをいいます。

・失認

感覚障害が関わらない対象認知障害です。視覚失認（物体失認、同時失認、相貌失認、色彩失認、視空間失認）、触覚失認、聴覚失認、身体失認（半側身体失認、両側身体失認）などさまざまな失認があります。

・失行

行為に関連した筋の麻痺や運動失調、不随意運動、筋緊張異常がないのに目的に沿って運動ができない状態をいいます。四肢運動失行、観念運動失行、観念失行、口部顔面失行、着衣失行、構成失行があります。

・記憶障害

記憶は、登録、把持、再生・想起といった過程で情報が蓄積され、必要に応じて思い出せるようになっていますが、これがうまくいかず、貯えたはずの過去の情報が取り出せなくなった状態が記憶障害（健忘）です。

・注意障害

注意には、注意の持続、注意の選択、注意の転換、注意の分配など多様な要素がありますが、これらのの要素が損傷すると、思考や知覚、記憶、言語、行為などに重大な影響を及ぼします。注意に関する領域は、前頭葉、頭頂葉、側頭葉の連合野を中心に関連する感覚・運動領野にまたがって、大脳各部位が広範囲に関係しています。

・遂行（実行）機能障害

行動の目的や計画を立てて行動し、さらに行動を状況に応じて調節修正しながら完結する機能で、ヒトとしての家庭的、社会的、創造的行動には、必要不可欠な機能です。前頭葉の中でも前頭前野が重要な働きをしています。これらが損傷することで、行動に的確性や柔軟性、完結性を欠き、問題行動が多発し、日常生活を上手に送れず、自律した家庭生活や社会復帰が困難となる障害です。

・構音障害

言葉を正しく発音できないことを構音障害と総称します。不明瞭で聞き取りにくい発音の原因には発声の障害と構音の障害が混在しているので、これらを含めて構音障害とすることが多いです。よくある構音障害には嗄声（しゃがれ声）があります。これは、声帯自体のポリープ、炎症、外傷後の瘢痕などによるものと、迷走神経（反回神経）の機能障害があります。

・嚥下障害

嚥下は、口腔でかみ砕かれた食塊を咽頭食道を介して胃に送り届ける一連の動きをいいます。先行期（認知期）、準備期、口腔期、咽頭期、食道期の5段階があり、関わる神経は、三叉神経、顔面神経、舌咽神経、迷走神経、舌下神経です。先行期に意識障害があると、咀嚼中の食べ物の認知ができず、誤嚥を起こしやすくなります。

脳血管障害

　脳血管の障害の分類はいろいろですが、原因別では、脳出血と脳梗塞、その他（臨床上鑑別困難なもの）に大別されます。症状別では、無症候性、局所性脳障害、血管性認知症、高血圧性脳症の４つに大別されています。代表的な疾患に頭蓋内出血（脳出血、くも膜下出血など）、脳梗塞（脳血栓、脳塞栓）があり、そのほかに、一過性脳虚血発作、無症候性脳梗塞、分水界梗塞、静脈洞血栓、高血圧性脳症などがあります。

　いずれの場合も血液循環不全に陥ったり、物理的に圧迫を受けたりした脳組織は、その部の機能が消失したり低下したりして、脳がもつ機能全体にも多大な影響を及ぼすので、迅速な対応が必要となります。

むち打ち

　交通事故や落下事故など、不意に大きな衝撃を受けたときに起こる障害に「むち打ち」があります。むち打ちがやっかいなのは、ぶつかった瞬間は何でもなくても、後になって障害が出てくることです。なぜ、「後遺症」になりやすいのでしょうか。

　むち打ちは、ぶつかった衝撃で神経が打撲（損傷）を受けます。そのとき脳や脊髄自身も衝撃を受けているため、末梢が損傷していてもその情報がすぐには届かないのです。

　脳は、初めての経験をしたとき情報処理をするのに時間がかかります。神経系の情報が錯乱していて、正しく情報処理ができていないうちは、自覚症状が出ません。痛くもかゆくもないので、本人は「大丈夫、動ける」と思ってしまいます。しかし、このとき末梢の患部を触ると熱くなっていたり、つっぱり感があったりします。

　むち打ちは、神経の炎症が加わっているので、受傷したときは動かしてはいけません。しばらくして時間差で脳に情報が届くと「痛み」となって感じます。痛みが出ると筋肉が硬くなるので、そこをほぐすというリハビリなどが必要になってきます。神経が打撲を受けた状態ではありますが、神経細胞が死んでいるわけではないので、リハビリによって回復できます。

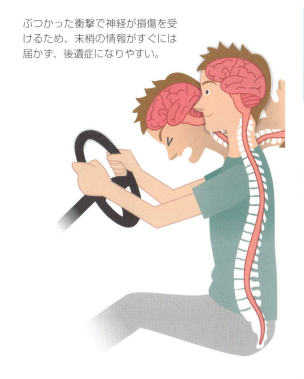

ぶつかった衝撃で神経が損傷を受けるため、末梢の情報がすぐには届かず、後遺症になりやすい。

脳性麻痺

　妊娠期間から生後４週までの間に何らかの原因で脳の運動野が損傷を受けると、その後、運動機能に障害が出ることがあります。こうした脳障害の後遺症を脳性麻痺といいます。具体的には、手足が麻痺して自由に動かせなかったり、発話のための筋肉のコントロールができなくなったりという症状があります。麻痺が軽度なら日常生活にほとんど支障はありませんが、重度になると歩いたり、座ったりすることが困難になります。

脳の可塑性

脳には、刺激を受けて変わっていく力があります。一度障害をもっても
リハビリテーションによって機能回復が図れるのもそのためです。

脳の可塑（かそせい）性

脳が刺激を受けて変わっていく力を「脳の可塑性」といいます。

子どもの神経発達

　成長期の身体には、発達する順番があります。最初に発達するのは神経系で、後から骨格筋、骨が完成します。成長期は脳も身体も可塑性があります。この時期に運動神経を刺激すれば、早く発達します。発育・発達には刺激が必要です。神経系を賦活（ふかつ）する動きを子どもの頃たくさん経験するといいでしょう。

　脳以外の発育発達では、骨は、女性では20歳前、男性では24〜25歳頃まで成長します。内臓もだいたい同じぐらいです。一方、神経系のネットワークは、刺激をすることで一生構築していくことが可能です。脳のトレーニングは一生ものなのです。

脳の細胞は入れ替わらない

　私たちの身体をつくる細胞は、60〜100兆個といわれています。生命活動の最前線では、毎日のようにこれら細胞が死に、代わりに若くて頑強な細胞が新しく生まれています。

　新しい細胞が生まれて、古い細胞はお役御免となって引退することを「細胞の回転」といいます。細胞の回転期間は、短いもので2〜3日、長いものでヒトの寿命以上とさまざまです。ちなみに、ヒトの寿命以上も長く生きる細胞は、神経細胞や筋細胞です。

　神経細胞の寿命が長いのは、細胞の回転が1回でおしまいだからです。脳の神経細胞が次々と再生されると大変なことになります。新しい細胞を生み出す細胞（幹細胞：stem cell）と、現場で働いて記憶や経験をため込んでいる細胞は別ものです。したがって、記憶や経験をため込んだ古い細胞が消滅した後に新しい細胞が生まれたとしても、それを引き継ぐことができないのです。つまり、細胞が得てきた「記憶」がなくなってしまうのです。

死んだ脳細胞はどこへ行く？

　脳のお掃除屋さんの機能をもつ細胞は「小膠細胞（ミクログリア）」です。この細胞は白質より灰白質に多くみられますが、脳の中に生じた細胞や侵入した微生物の残骸、また損傷した組織を食べて処理してくれます。

　小膠細胞は、神経組織と一緒に発生してきた間葉（結合組織になる前の段階）から仲間に加わった細胞といわれています。小膠細胞は、マクロファージ（大食細胞）という身体全体の中の掃除や免疫に関わる役目をもつ細胞とよく似た働きをしています。

廃用性を防ぐには

　一定期間身体を動かさないと、廃用性が起こってきます。身体を動かさなくなると、筋肉や関節・心肺など、全身の機能が十分に使われません。それが続くと、骨格筋、循環器などの機能が低下し、形態的にも縮小してきます。安静状態が長期に続くことによって起こる心身の機能低下を「廃用性症候群」といいます。

　これとは別に、脳の廃用性もあります。認知症の原因のほとんどが廃用性による脳の萎縮といわれています。脳は常に新しい刺激を与えられないと、シナプスのネットワークが働かなくなり、次第に萎縮していきます。脳の活動が低下し、脳からの指令がいかなくなると運動器も動かなくなります。脳も運動器などの末梢の器官から情報が届かないと働かなくなります。脳の廃用性を防ぐには、双方向の情報のやりとりが重要なのです。

脳の可塑性とは

　神経細胞は一度死滅すると再生できません。障害の修復も哺乳類では非常に困難です。特に、中枢神経系では、細胞体が健全であっても軸索が切断されると修復されません。また、脳にある異なった機能をもつ神経細胞同士が、お互いに機能の肩代わりもするということもありません。たとえば、運動指令を出す細胞が傷害を受けて働けなくなったとき、すでに聴覚や視覚などを担っているほかの領域の神経細胞が機能の代わりをするということもありません。

　しかし、脳は体験や経験を通して変わっていくことができます。健全な神経細胞は活動刺激で側枝を出し、ほかの細胞と新しい神経結合（シナプス）をつくります。以前の神経回路での応答より、一層効率がよい、洗練された神経回路をつくり上げることができます。これを「脳の可塑性」といいます。この脳の可塑性が、損傷した脳に新たな中枢をつくることにもつながっています。

脳の機能代償

　身体活動において、「時間はかかるものの目的が達成できる」「動かし方は違うもののその動きができる」ことを代償動作といいます。代償作用は通常、運動器に問題があって、その部位に代わってほかの部位が動くことです。

　これに対し、脳に問題があって脳の使っていないところに新たな中枢ができたとき、「代償の中枢ができた」「脳の機能代償が生じた」といいます。

　脳は、場所ごとに役割があり、それぞれ異なる信号を受信・発信しています。たとえば、前頭葉は運動を支配します。その運動野でも、身体の部位別に支配領域が分かれています。損傷によりどこかが機能しなくなると、近くの領域や反対側の使われていない部分がその代わりを果たして働くようになることもあります。

リハビリテーション

細胞は使われないと死滅します。細胞が死滅するとその機能は果たせなくなります。失われた機能を元に戻すのがリハビリテーションです。

リハビリテーションの目的

　神経細胞体は死んだら再生しません。脳の神経線維も再生が困難といわれています。したがって、脳に損傷を受けた人は、別の部分を新たな中枢として使っていかなければなりません。

　脳の皮質の神経細胞は100％使われているわけではなく、働いていない細胞や場所がたくさんあります。別の場所を新たな中枢の場所として使っていくことは、脳の可塑性につながります。そのために必要なのが、外から刺激を入れて脳の活動を活発にし、脳の出力（フィードバック）を促すというトレーニングです。運動して使っていれば、血液が流れ、物質代謝が行われ、死滅しません。これが「リハビリテーション」です。リハビリテーションとは、失われた運動機能の回復を図り、脳を賦活化させることです。脳には可塑性があるので、リハビリテーションによって機能を獲得することができるのです。

神経機能の回復は年単位

　末梢神経の神経線維は回復可能ですが、皮膚などが受けた傷の回復に比べると非常に時間がかかります。一方、中枢神経の神経細胞は修復困難で、その部分の機能が回復することはありません。その代わり、脳では使われていない予備の場所に新たな中枢ができることが知られています（機能の代償）。リハビリテーションにより、代償として新しい中枢とネットワークが構築されるのですが、これが、非常に時間がかかります。神経系の変化は年単位なのです。

トレーニングを始めるとすぐにパワーアップするのはなぜ？

　筋細胞の中身が充実するには3カ月かかります。よって、トレーニングを始めて3カ月は身体の変化はみられません。しかし実際は、ウエイトトレーニングなどを始めると、最初の2〜3週間ですぐに重いウエイトが持ち上げられるようになったりします。これは、筋力がついたのではなく、もともともっていた筋力をしっかり出せるようになったからです。毎日ある動作に対して行った練習のおかげで、最も効率のよい力の出し方を小脳が学習し、調整するようになったからです。小脳がその運動に慣れると、筋出力のしかた、重力に対しての姿勢保持などが省エネでできるようになります。それが、早い段階での身体変化として現れるのです。

技術習得に時間がかかるのはなぜ？

　動きに正確さを要求される技術習得は、筋力獲得よりずっと時間がかかります。技術力を上げるには、古い動きのシステムを新しい神経回路につくり直さなければなりません。スポーツでは、フォーム改造だけでも完成するまでに1年近くかかるといわれています。動きのシステムを新しくつくるわけですから時間がかかるのです。技術向上は、日々の練習の上に成り立っているのです。

　障害をもった人のリハビリテーションの場合は、健常者のトレーニングよりもずっと時間がかかります。健常者の運動回路形成は、すでにある回路を改修していけばよいのですが、神経が損傷し、全く何もなくなってしまったところから回路をつくらなければならない場合は、ずっと困難です。

伝導路を知らないとリハビリテーションができない

　伝導路は、神経を理解する上でとても重要です。たとえば、外傷を受けたり、腫瘍ができるとその領域が出血したり、痛みなどの症状が出たりします。患部が明らかであれば対処は比較的簡単ですが、痛みが全く出ない場合もあります。感覚がない場合、動けなくなった場合、神経系の幹部を推定・特定していく手がかりになるのが伝導路です。また、動かないところがどの神経なのかが分かると、リハビリテーションの方法が分かります。リハビリテーションのメニューを決めていけるのです。

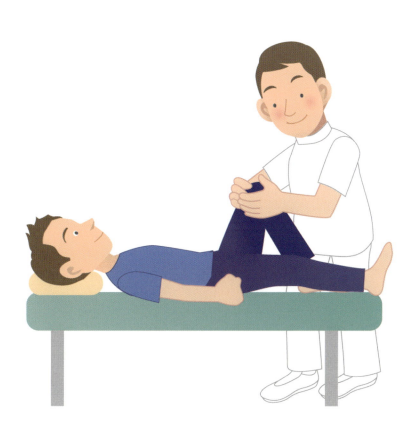

手当・マッサージの「やめどき」

　リハビリテーションの現場で、マッサージや手当をする際、どのくらいまで行ったらいいのか、「程度」と「やめどき」の判断は難しいところです。

　判断の目安はいくつかあります。一つは、「意識が変わったとき」です。施術者が相手から受ける感覚が変わってきたと感じたとき、あるいは、患者さんが「気持ちいい」と言ったとき、そこがやめどきです。気持ちいい＝もうそこはいい、という反応でもあります。これを聞いたら、ひと区切りして、別の部位に移りましょう。そのまま続けたらやり過ぎになります。

　もう一つは、「施術者の集中が途切れたとき」です。夢中でやっているときはいいけれど、疲れていると余計なことを考えます。余計な考え・気持ちが入ったときは事故につながります。

　脳内でのメカニズムはこうです。間脳（視床）に集まった情報により、満足いく結果であれば、「気持ちいい」という言葉を発します。そして、これ以上刺激を受けすぎると刺激過多になると判断したら、間脳（視床）に集まってくる感覚が、言葉を変えて教えてくれると考えられます。

脳を鍛えるには

　脳は、場所ごとに全く違う働きをしています。前頭葉は運動を支配。頭頂葉は触覚、側頭葉は聴覚、後頭葉は視覚・記憶・空間認知をつかさどっています。

　しかし、脳のそれぞれの部位は、脳に入ってきた刺激・情報に対して、身体がどのように反応すべきかを、お互いに密な連絡網をつくって、考え、学び、意見交換をし、そして最終結論としての「反応」指令を身体に出しています。したがって、脳を賦活化させるには、脳が考え・指令を出すための刺激を加え、感覚情報をたくさん入力してやることです。適度な量の情報は脳の活性化につながります。それには、末梢をよく動かし、脳を働かせる「運動」が効果的です。

　次の章では、実際に脳を活性化させるトレーニング法を紹介していきます。

利き手変換　　column

　利き手では上手にできることも、反対側の手でやろうとしてうまくできないことがありますね。

　この場合、利き手が上手にできることを、反対側の手で行おうとすると、利き手側から反対側へ抑制がかかるしくみができているのです。これは錐体外路系の働きです。この反対側への抑制は、「意識」するほど強くなるようです。一方、片麻痺などでは、利き手側が動かなくなると、反対側の動きへの抑制もなくなるので、たちどころに今まで使えなかった反対側の手も使えるようになります。

　ちなみに、右脳に問題があると、左半身が動かなくなるのは、頸から下の筋肉は反対側の脳が支配しているからです。身体の右側の筋は左の運動野のニューロン、左側の筋は右の運動野のニューロンが支配しています。この関係を、対側支配（反対側を支配する）といいます。

5章

脳神経トレーニング

ここからは実践編です。
4章までに学んだことを生かして
脳神経トレーニングを行ってみましょう。

運動監修：石田輝樹

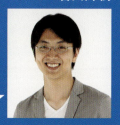

神奈川県立保健福祉大学卒。東京医科大学大学院博士課程修了。博士（医学）、理学療法士。（株）リカバリータイムズ代表取締役。訪問看護と歩行特化型リハビリ2施設を運営中。

> 脳神経を通した運動の狙いは、単独の筋の筋力アップはもちろんですが、目的とする筋を通して、神経回路全体へ刺激を加えることにあります。難しい運動やキツイ運動は一つもありません。脳への入力刺激に対する感度を上げて、円滑（スムース）な動きができるようになることも目的です。

脳神経の動きと感覚

脳神経を鍛えるトレーニングを行う前に、感覚（受取）と動き（出力）と神経（貯蔵・統合）のつながりをみていきましょう。

脳神経と動きのつながり

　脳神経は12種類あります。ここでは、各脳神経がどのような動作で刺激を受けるのか、あるいは働いているのかを紹介します。個々の動きと脳神経の関係が分かると、特定の部位の機能を強化したいときに役立ちます。また、身体に異変を感じた場合、どのあたりに原因があるのかを把握することが容易になります。リハビリテーションの現場でも、対象者の身体状況からよりよいトレーニングメニューを提供することができます。

　本項では、神経別に筋の動きを解説していますが、実際の動作は、主動作筋とそれを支える全身の筋の協調・支援で成り立っていることを理解してください。そして、紹介されたメニューをヒントに、独自の動きを考え、つくり出していってください。

嗅神経トレーニング

　嗅神経はにおいを嗅ぐための神経です。鼻腔上部にある嗅上皮の嗅細胞が捉えたにおいの情報を脳に送ります。この神経を通して、においを瞬時に把握する（記憶にとどめる）訓練をすることが、脳への刺激になります。

 目をつぶってにおいをかぐ

においは、1分ほどで識別ができなくなってしまうため、瞬時に記憶にとどめる訓練を行います。目を開けていたり、音楽を聴いていたりすると、においに対する注意力が散漫になるので、目をつぶって行いましょう。

> **刺激される機能**
> 神経：嗅神経（顔面神経、呼吸に関わる神経など）
> 感覚：嗅覚
> 筋　：鼻孔を広げる筋（鼻筋、上唇鼻翼挙筋など）、
> 　　　呼吸筋（空気が鼻の天井を通るスピード調整(コントロール)）

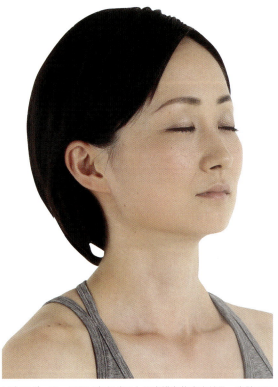

目をつぶって、においをかぐことに意識を集中させる。鼻腔の天井ににおいを含んだ空気が直接当たるような意識で息を吸う。

視神経トレーニング

　視神経は、網膜の視細胞に入る光刺激を脳に伝える神経です。この神経からの情報で、脳はみている物（色合い、形状、大きさなど）から、記憶と照らし合わせて物体が何かを認識します。

　視覚情報からの認知力を高める訓練に「周辺視野トレーニング」があります。目線を中心に据えたまま、広い視野でぼーっと、周囲全体をみることで、脳での視覚情報からの認知力を高めます。高速道路での運転や、速いスピードで動くスポーツ、大勢の人の中での行動など、この能力が役立つ動きはたくさんあります。

　逆に焦点（ピント）を合わせるためにじっとみつめるときは、脳が周辺からの情報を遮断して、みている物の解像度を上げることに集中します。このときは、光量調節や、ピント調節など、動眼神経の助けが必要なので、視神経単独への刺激ではなくなります。

 周辺視野トレーニング

何かに視点を合わせながらも広く周囲全体をみることで、網膜周辺からの視覚情報の認知力を高めます。動きながら行うと動態視力の向上にもつながります。特定の物に焦点を合わせて行ったときは、ピント調節のための筋や眼球の位置を固定するために、外眼筋などの後頭部・頸部の筋も強化できます。

刺激される機能
神経：視神経（動眼神経、滑車神経、外転神経）
感覚：視覚
筋　：外眼筋（眼球の視軸の位置を保つ）

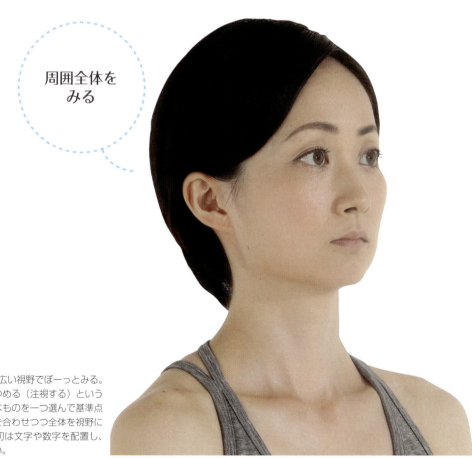

周囲全体をみる

見る対象を1点定め、広い視野でぼーっとみる。このとき、じっとみつめる（注視する）ということをしない。小さなものを一つ選んで基準点を決め、それに目線を合わせつつ全体を視野に入れて観察する。最初は文字や数字を配置し、それをみつめるとよい。

動眼神経・滑車神経・外転神経トレーニング

　動眼神経、滑車神経、外転神経は、眼球運動をつかさどる神経です。動眼神経は上直筋（上内方）、下直筋（下内方）、内側直筋（内方）、下斜筋（上外方）の動きをつかさどり、滑車神経は上斜筋（下外方）の動き、外転神経は外側直筋（外方）の動きをつかさどります。身体の運動と同じで、どれか一つの筋が単独で動くのではなく、ほとんどの場合6つの筋が協調して働いています。なお、動眼神経が支配している筋には、外眼筋である瞼を挙げる（目を開ける）上眼瞼挙筋、光量を調節する瞳孔括約筋（動眼神経：副交感性）、焦点を調節する毛様体筋（動眼神経：副交感性）もあります。これらの神経は、目が開いているときは常に働いています。したがって、動眼神経の機能を一層高めるには光刺激が加わる中での運動も効果的です。

眼球運動トレーニング

眼球を動かして、動眼神経、滑車神経、外転神経を刺激します。

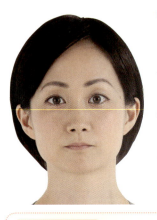

①目を開いて前をみる
しっかりと目を開いて前方を凝視する。外眼筋が収縮して眼球がその場に固定される。外眼筋がしっかり働くと目が大きくみえる。眼を開けているときは上眼瞼挙筋や瞼板筋も一緒に働く。部屋の明るさを変えると眼内筋（瞳孔括約筋、瞳孔散大筋、毛様体筋）にも効果的。

刺激される機能
神経：動眼神経、滑車神経、外転神経、交感神経
筋　：外眼筋、眼内筋すべて、上下の瞼板筋

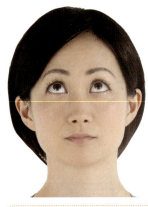

②まぶたを開いて上をみる
まぶたを大きく開き、眼球を上方に向ける。上眼瞼挙筋と上直筋、左右の外側直筋が収縮する。額にしわが寄ってしまうと、顔面神経支配の前頭筋が働いてしまい、トレーニング効果が半減するので注意。

刺激される機能
神経：動眼神経、外転神経
筋　：上直筋、上眼瞼挙筋、外側直筋

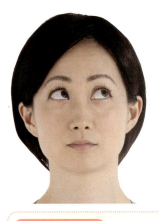

③左斜め上をみる
まぶたを大きく開き、眼球を左斜め上に向ける。上眼瞼挙筋、上直筋、下斜筋が協調して働く。両目とも同じ方向をみることで、左右の異なる筋を同時に働かせることができる。

刺激される機能
神経：動眼神経
筋　：上眼瞼挙筋、上直筋（右目）、下斜筋（左目）

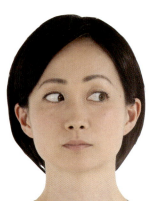

④左をみる
まぶたを大きく開き、眼球を左に向ける。上眼瞼挙筋、外側直筋、外側直筋が協調して働く。左右交互にみるように眼球を動かすと筋の協調性が高まる。

刺激される機能
神経：動眼神経、外転神経
筋　：上眼瞼挙筋、内側直筋（右目）、外側直筋（左目）

⑤左斜め下をみる

できるだけまぶたを持ち上げたまま、左斜め下をみる。上眼瞼挙筋（わずかに）、下直筋、上斜筋が協調して働く。左右交互にみるように眼球を動かすと、筋の協調性を高めることができる。

刺激される機能
神経：動眼神経、滑車神経
筋　：上眼瞼挙筋、下直筋（右目）、上斜筋（左目）

⑥下をみる

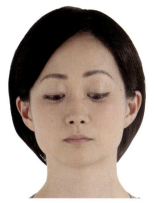

できるだけまぶたを持ち上げたまま下をみる。わずかながら上眼瞼挙筋、下直筋、左右の外側直筋が協調して働く。上下交互にみるように眼球を動かすと筋の協調性を高めることができる。

刺激される機能
神経：動眼神経
筋　：上眼瞼挙筋、下直筋（両目）、外側直筋（両目）

⑦右斜め下をみる

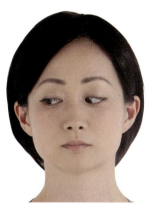

まぶたを持ち上げたまま、右斜め下をみる。上眼瞼挙筋（わずかに）、上斜筋、下直筋が協調して働く。左右交互にみるように眼球を動かすと筋の協調性を高めることができる。

刺激される機能
神経：動眼神経、滑車神経
筋　：上眼瞼挙筋、上斜筋（右目）、下直筋（左目）

⑧右をみる

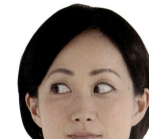

まぶたを大きく開きながら、眼球を右に向ける。上眼瞼挙筋、外側直筋、内側直筋が協調して働く。左右交互にみるように眼球を動かすと筋の協調性を高めることができる。

刺激される機能
神経：動眼神経、外転神経
筋　：上眼瞼挙筋、外側直筋（右目）、内側直筋（左目）

⑨右斜め上をみる

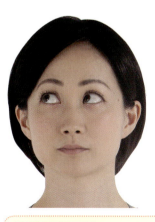

まぶたを大きく開き、眼球を右斜め上に向ける。上眼瞼挙筋、上直筋、下斜筋が協調して働く。両目とも同じ方向をみることで、左右の異なる筋を同時に働かせることができる。

刺激される機能
神経：動眼神経
筋　：上眼瞼挙筋、下斜筋（右目）、上直筋（左目）

⑩寄り目

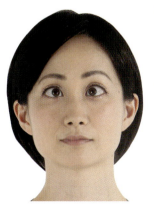

まぶたを大きく開き、眼球を寄せて寄り目をつくる。上眼瞼挙筋、内側直筋が協調して働く。高さを変えて寄り目をすると眼球を上げ下げする筋も同時に強化できる。

刺激される機能
神経：動眼神経
筋　：上眼瞼挙筋、内側直筋（両目）

三叉神経トレーニング

三叉神経は、顔の感覚と下顎や舌骨の運動に関わる混合神経で、眼神経、上顎神経、下顎神経の3部に分かれています。運動性の神経は、下顎神経だけです。下顎神経は咀嚼筋を動かし、かむ動作を制御します。また、舌骨上筋のグループである顎舌骨筋と顎二腹筋前腹、口腔と咽頭の境界部にある口蓋帆張筋、中耳の耳小骨（アブミ骨）につくアブミ骨筋も支配しています。ここでは、混合性の神経である下顎神経を刺激し、咀嚼運動を滑らかに行うエクササイズを紹介します。咀嚼筋や舌骨上筋は毎日の食事の中で、かむ動作を意識して行ったり、歯磨きのときにしっかり歯のケアをしたりすることでも十分に刺激ができます。

E4 咀嚼運動を滑らかにするエクササイズ

大きく口を開けた後、脱力すると下顎張反射で口が自然に閉じます。大きくゆっくり行うだけで、顎関節の動きが滑らかになります。顎の下面の筋が強化され、咀嚼筋の働きがよくなります。顎関節症など、顎関節の動きに不具合があるときは、指で顎関節を軽く押さえながら行いましょう。

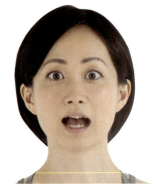
①ゆっくりと大きく口を開け、最後に一瞬だけ頑張ってもっと口を開く。

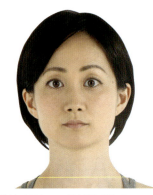
②脱力すると、口が自然に閉じる。

刺激される機能
神経：下顎神経、顔面神経、頸神経
感覚：歯根膜感覚
筋　：舌骨上筋、顎舌骨筋（下顎神経）、顎二腹筋（前：下顎神経、後：顔面神経）、茎突舌骨筋（顔面神経）、オトガイ舌骨筋（頸神経）、咀嚼筋、咬筋（軽く）、側頭筋（わずかに）

顔面神経トレーニング

顔面神経は、顔面の表情をつくるのに働いている神経で、顔の表情筋運動によって刺激できます。表情筋の動きが悪いと、咀嚼運動や嚥下（飲み込み）運動にも影響が出てきます。口の開閉運動を伴うと、下顎神経との協調運動にもなります。顔面の皮膚運動は、三叉神経（感覚性）や動眼神経（瞼の動き）も同時に刺激できます。

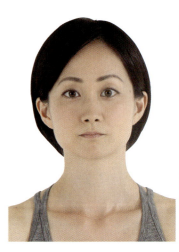

E5 表情筋運動

表情筋を動かして顔面神経を強化します。

①スタート
口を閉じて前方をみつめる。証明写真を撮るときのイメージで、顔の筋の緊張は自然体にする。上眼瞼挙筋と咬筋、側頭筋が少し働いている。

刺激される機能
神経：下顎神経、動眼神経、顔面神経
筋　：咬筋、側頭筋（わずかに）、上眼瞼挙筋

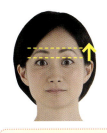

②眉毛を上げる

目を大きく見開いた状態から、さらに眉毛を上げると、前頭筋から目の周囲の筋へ負荷がかかり、鼻根、目尻の皮膚のストレッチになる。目を閉じて行うと、上瞼の皮膚のストレッチにもなる。

刺激される機能
神経：顔面神経、動眼神経、眼神経
筋　：前頭筋、上眼瞼挙筋、鼻筋

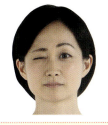

③交互にウインク

交互にウインクをして眼輪筋を鍛える。おでこ周辺の筋は、眼輪筋も含め、左右の大脳皮質の支配を受けるので片方の目だけつぶろうとすると反対側も動いてしまう。練習で、別々に動かせるようになる。

刺激される機能
神経：顔面神経
筋　：眼輪筋

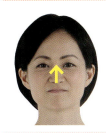

④鼻を持ち上げる

鼻だけを持ち上げ、表情筋を鍛える。口が動かないようにすると、口輪筋も同時に鍛えられる。

刺激される機能
神経：顔面神経、下顎神経、動眼神経
筋　：表情筋（鼻筋、上唇鼻翼挙筋、上唇挙筋、口輪筋、皺眉筋、大頬骨筋など）、内側翼突筋（下顎骨）、上眼瞼挙筋

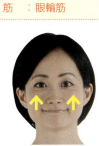

⑤口角を上げる

口が開かないように口角を上げる。口輪筋や閉口筋の動きに抗することで口角挙筋などの口角を上げる筋が鍛えられる。

刺激される機能
神経：顔面神経、下顎神経、動眼神経
筋　：口角挙筋、笑筋、大頬骨筋、口輪筋、咬筋、側頭筋、上眼瞼挙筋

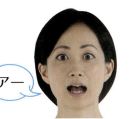

⑥「アー」と声を出す

「アー」と口を開いて声を出すことで、下顎骨を下げる筋のほかに、呼吸筋、頭・頸を支える筋などが一斉に働く。

刺激される機能
神経：顔面神経、動眼神経、副神経、脊髄神経
筋　：舌骨上筋、下唇下制筋、頸部の筋、上眼瞼挙筋、呼吸筋など

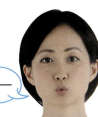

⑦「ウー」と声を出す

「ウー」と声を出すことで、咀嚼筋、口裂を強く締める筋（口輪筋）、舌骨上筋のほかに、呼吸筋、頭を支える筋などが一斉に働く。

刺激される機能
神経：顔面神経、動眼神経、頸神経など
筋　：口輪筋、頬筋、舌骨上筋群、咀嚼筋、頸部の筋、呼吸筋など

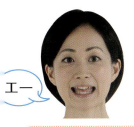

⑧「エー」と声を出す

「エー」と声を出し、下顎骨を下げて（開口して）、その位置を固定する。舌骨上筋群、咀嚼筋、呼吸筋、頸の筋、頭を支える筋などが一斉に働く。

刺激される機能
神経：顔面神経、動眼神経、下顎神経、頸神経、副神経
筋　：下唇下制筋、口角下制筋、オトガイ筋、舌骨上筋群、咀嚼筋、頸部の筋など（胸鎖乳突筋、広頸筋など舌骨下筋も協力）、呼吸筋

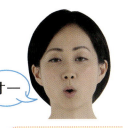

⑨「オー」と声を出す

上唇を強く下げる意識で「オー」と声を出す。「ウー」と似ているが、唇の突き出し方が違う。下顎骨を軽く下げて（軽く開口して）位置を固定する咀嚼筋、口輪筋、舌骨上筋・舌骨下筋、呼吸筋、頭を支える筋などを働かせる。

刺激される機能
神経：顔面神経、動眼神経、頸神経、下顎神経、副神経
筋　：口輪筋、頬筋、舌骨上筋群、咀嚼筋、頸部の筋（胸鎖乳突筋）、呼吸筋など

内耳神経トレーニング

内耳神経のうち蝸牛神経と前庭神経は、あらゆる身体の運動に関わっています。蝸牛神経は、音を聞いた瞬間に反応するトレーニングや、リズムに合わせて行うトレーニングで刺激できます。鼓膜張筋とアブミ骨筋は大きな音を抑制するように働くので、音量が変わらないときには刺激になりませんが、大きな音を出してトレーニングするのは難聴を誘発するのでやめましょう。

 E6　音を聞き分ける

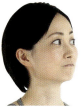

音の識別力を鍛え、脳を鍛えるエクササイズ。静かなところ、適度な音量、リラックスした状態で行います。

耳を澄ませて、意識を音の方に集中して聞く。小鳥のさえずりなのか、風の音なのか、誰かの声なのか、音楽なのか、音を聞き分ける訓練をする。

刺激される機能
神経：内耳神経の蝸牛神経（聴神経）
感覚：聴覚
筋　：―（脳の認知力トレーニングで身体運動ではない）

舌咽神経・迷走神経・舌下神経トレーニング

舌咽神経と迷走神経は、嚥下運動、発声、せき込みなどで働きます。舌下神経は、発音と嚥下運動の最初の段階で働きます。舌咽神経は、茎突咽頭筋を支配し、嚥下の最初の時期に働きます。迷走神経は嚥下で主体的に働く神経です。

 E7　嚥下運動

「飲み込む」動作を通して、舌咽神経・迷走神経・舌下神経の3つの神経を随意的に強化します。

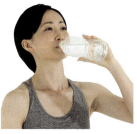

①飲み込む
口腔に入った液体は、そのまま舌によって、口腔から咽頭へ送り込まれる。舌筋が動くことで舌下神経のトレーニングになる。

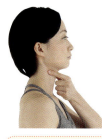

②手を舌骨に当てながら飲み込む
舌骨は、顎と頸の境にあり、親指と人差し指で頸の両側を挟むと触ることができる。舌骨に軽く触れながら、飲み込み動作をすると骨と筋の動きを一緒に感じられ、自分の身体の動きを実感できる。

刺激される機能
神経：舌下神経、（舌咽神経、迷走神経、顔面神経、頸神経、副神経）
筋　：舌筋と咽頭口部の筋（食道上部の筋、舌骨上筋、舌骨下筋、頸部）

刺激される機能
神経：舌下神経、舌咽神経、迷走神経、顔面神経、頸神経、副神経
感覚：指先の皮膚感覚の感度、飲み込み動作の感覚
筋　：舌筋と咽頭口部の筋（食道上部の筋、舌骨上筋、舌骨下筋、頸部）

 E8　発声

声帯の筋は反回神経（迷走神経の枝）の支配で、音を明確に・明瞭に出して話すことで刺激できる。口腔の運動、頭・頸を支える筋の支配神経も働く。

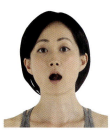

声を出したり、はっきりした声で話す。

刺激される機能
神経：迷走神経（反回神経）、舌下神経、副神経、頸神経、動眼神経、顔面神経
筋　：声帯筋、舌骨上筋、舌骨下筋、胸鎖乳突筋、上眼瞼挙筋など

副神経トレーニング

副神経が支配する骨格筋は、胸鎖乳突筋と僧帽筋です。この二つの筋は、頸や頭部を支える重要な筋です。僧帽筋は肩こりの原因となる筋として、マッサージの対象となっています。

僧帽筋トレーニング

僧帽筋を動かして副神経を刺激します。

刺激される機能
神経：副神経、頸神経、肩甲背神経など
筋　：僧帽筋、胸鎖乳突筋、肩甲挙筋

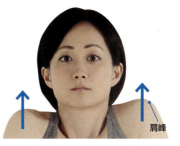
肩峰

腕の力を抜いた状態で、両肩先（肩峰部）を意識し、肩先を上げる。そのまま1～2秒静止したら、一気に脱力して肩を落とす。ストレッチをしてもなかなかほぐれない筋は、一度、思いっきり収縮させてから脱力するとほぐれてくる。

胸鎖乳突筋トレーニング

胸鎖乳突筋を動かして副神経を刺激します。

顎を後方に引きながら締める。顎の周りの筋を固め、背筋を伸ばして姿勢を正す。この姿勢を保つことで、副神経支配下の胸鎖乳突筋前部の筋束、舌骨周囲の筋、腹筋群、広背筋などが連動する。

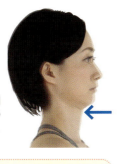

刺激される機能
神経：下顎神経、顔面神経、脊髄神経後枝、肋間神経
筋　：舌骨上筋（顎二腹筋、オトガイ舌筋、茎突舌骨筋、顎舌骨筋）、胸鎖乳突筋前部の筋束、頭頸部の固有背筋（脊柱起立筋、板状筋、頭半棘筋など）、腹筋

顎が上手に引けないときは

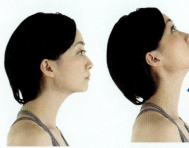

いったん顎を前に突き出してから引く。

顔を上に向けてから、顎を下げながら後方に引く。

舌下神経トレーニング

舌下神経は、舌筋を動かします。この神経の働きで咀嚼運動が円滑に行われます。ここでは、全ての舌筋群（外舌筋：オトガイ舌筋、舌骨舌筋、大・小角舌筋、茎突舌筋、口蓋舌筋と内舌筋：上・下縦舌筋、横舌筋、垂直舌筋）を強化するトレーニングを紹介します。

舌筋トレーニング

舌筋を動かして、舌下神経を刺激します。舌先で内舌筋を動かしている間、外舌筋を働かせてしっかりと舌の根元位置を固定します。

刺激される機能
神経：舌下神経、頸神経ワナ、（顔面神経、下顎神経）
筋　：舌筋、舌骨上筋、舌骨下筋、口輪筋など

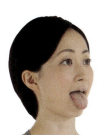

①舌を出す
外舌筋全体で、舌根部から舌全体を前方に押し出す。垂直舌筋が働いて舌は平らになる。

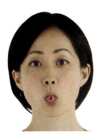

②舌を丸める
外舌筋全体で舌根部を前方に押し出し、横舌筋を働かせて舌先を筒型に丸める。

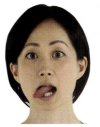

③舌を斜め下へ
外舌筋全体で舌根部を前方に押し出し、片側の下縦舌筋と横舌筋を働かせて斜め下方に動かす。

脳を鍛えるエクササイズ

ここからは、脳を鍛えるエクササイズの実践編です。
実際に身体を動かして脳機能を高めていく方法を紹介します。

トレーニングの前に

脳機能を高めるトレーニングを始める前に、トレーニングの目的、脳との関係、トレーニングのポイントを確認しておきましょう。

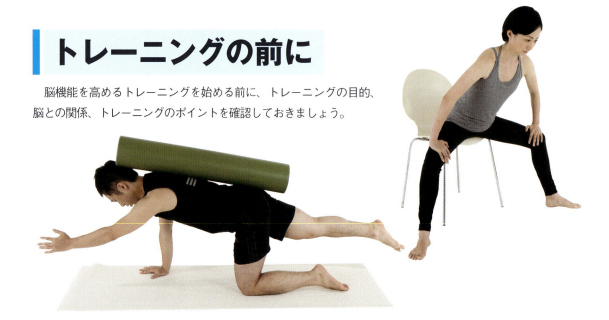

なぜ脳を鍛えるのに運動が必要なのか

　脳の機能は、身体の内外からの刺激が脳に加わることで、初めて向上します。その刺激を与えるのにいい方法が身体運動です。身体運動を行うと、体性の筋・骨格系を使う指令システムの機能が向上するだけではなく、感覚器系や自律神経系の機能も向上します。感覚器系の機能が高まると、情報の認知力、思考判断をする力も高まります。自律神経系の機能が高まると、呼吸・循環器系、内分泌系（ホルモン）、消化器系の働きもよくなります。つまり、全身運動を通した脳への刺激は、神経系の中枢としての脳の活動をより高いレベルに成長させていくことができるのです。
　では、実際にどのような身体運動を行うのがいいのでしょうか。第一に、脳でイメージした通りに身体を動かせるようにすることです。私たちの身体は、脳からの指令によって筋が反応することで、さまざまな動作を行っています。一般的によくいわれる「運動神経がいい」とは、こうした脳と身体（筋）のつながりがスムースであることを指します。第二に重力に対して、体幹が崩れることなく手足を動かせるようにすることです。重力に対して、身体バランスが崩れないように姿勢を保つ働きをしているのは、小脳が中心になって行っています。目的とする動きの指令は大脳皮質の運動野が主役となって行っていますが、このとき、関節や筋からの深部感覚情報をもとに、身体が倒れないように助けてくれているのが小脳系なのです。運動は、目的とする筋や脳の場所を鍛えるだけでなく、姿勢調節に関わる中枢も自動的に鍛えられるのです。

脳機能を高めるための6つのキーワード

このパートで行う運動は、次の6つのキーワードを理解しながら行っていきましょう。エクササイズの効果がより高まります。

①重心
「重心」は、物体（身体）の中心で、ここを支えると重さも含め、全体（全身）のバランスがとれる点です。この重心（点）を通り、床面に対して垂直となる線が重心線（重心を通る軸）です。重心となる線が支持基底面（p.184）から外れそうになると、平衡・固有感覚を通してその情報が小脳に伝わり、小脳は直ちに反応して重心の位置を支持基底面の中に収まるように働きます。安定姿勢を回復させるためのシステム（神経回路）です。自分の重心の位置を感じるトレーニングを行うことで、この能力を高めることができます。

②重力
直立でじっとしているときも動いているときも、常に身体は重力を感じながら姿勢のバランスを保っています。経験したことがある動きには、重心変化を小脳が予測して先に対応（準備）を始めます。初めての動きや抗重力筋の筋力が低下しているときは、手を前に上げるという簡単な動作でも、姿勢のバランスが保てないことがあります。重力に対して、常にバランスがとれるようにトレーニングしていくことが大切です。

③リズム
音楽を聞きながらなど、一定のリズムで運動を行うと、身体がそのリズムを覚えると同時にリズムに合わせて動作を記憶していきます。そうなると、いちいち考えなくてもリズムに付随した動きに伴って記憶を呼び出すことができ、同時に運動もスムースに行えるようになります。

④安定（柔軟性）
どのような姿勢においても柔軟に動ける身体をつくることが大事です。転倒しそうになったときも、瞬時に次の一歩が出れば転倒を防ぐことができます。そのためには、素早い筋の動きができる動的な柔軟性が必要です。特に骨盤（股関節）と胸郭、肩甲骨の動きの柔軟性は重要で、ここの柔らかさを引き出すトレーニングが必要です。

⑤運動の量
何度も反復練習を重ねると、動きの意味が理解できてくるので、初めて行ったときに比べて圧倒的に脳の疲労感が少なくなります。反復練習によって体力もつき、身体的な疲労も減少します。繰り返し練習することで、パフォーマンスが向上します。

⑥運動の質
運動量が一定以上こなせるようになったら、次はどれだけ正確に、よどみなく動けるかという「運動の質」が重要になります。運動の質は、一定のスピードで同じ動きを何回こなせるか、再現性のある動きを何回できるかで測ることができます。この能力は、正確で、よどみない動きを繰り返し練習することで高めていくことができます。

発達運動学の観点から

この章で紹介するエクササイズは、発達運動学の考え方を参考に構成されています。これにより、無理なく、また効率よく脳トレーニングが行えます。

運動発達の過程は、3区分に分けられています。第1期は仰向け姿勢で行う「安定化」。第2期は四つんばい姿勢で行う「上下肢の発達」。第3期では、立位までの「縦の動き」です。具体的には、「1. 呼吸」「2. 仰向けでの上下肢の運動」「3. 寝返り」「4. 四つんばい」「5. 座位」「6. 立位（立ち上がり）」「7. 歩行」の7段階でエクササイズを行っていきます。順序が明確で、次の運動目標も分かりやすいので、機能回復に携わる現場でも即実践できるでしょう。

1. 呼吸

　最初の段階は「呼吸」です。いい呼吸はいい姿勢をつくります。吸うときも吐くときも、しっかりとした呼吸を行うためには正しい姿勢が欠かせません。背中を丸めて呼吸してみてください。呼吸しづらいことが分かると思います。胸を張って呼吸してみてください。たくさんの空気を吸える感覚があると思います。そのためには、まず、胸郭と骨盤の動きを内観(イメージ)しながら、しっかりとした呼吸が行える身体をつくっていきましょう。

呼吸しやすい胸郭をつくる

　胸郭を動かすエクササイズから始めます。ポイントは肩甲骨の動きを伴いながら、胸郭の動きをしっかり出していくことです。

E12 肩まわりをほぐす

肩先から頸にかけて硬くなっている筋をほぐして、胸郭上部を緩めます。

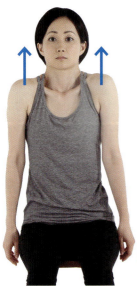
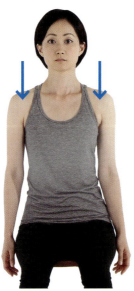

①息を吸いながら肩を持ち上げ、最大の位置で静止する。胸郭の上部を意識して動かす。

②息を吐きながらストンと肩を下ろす。これを何度か繰り返す。

E13 胸郭の下部を動かす

手を上に伸ばすことで、胸郭下部を中心に動かしていきます。身体の正中を通る正中線の位置の動きも意識します。

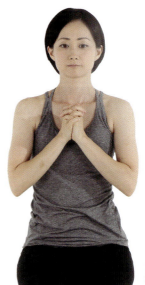
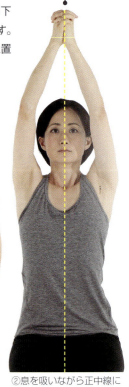

正中線

①胸の前で両手を組む。

②息を吸いながら正中線に沿って手を上げる。息を吐きながら①に戻る。

E14 胸郭の背部を動かす

手を前に伸ばして胸郭背部を重点的に動かします。腕だけを伸ばすのではなく、肩甲骨から背中を開くイメージで行います。

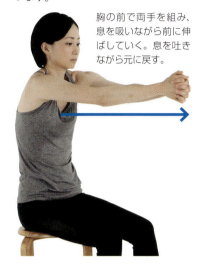

胸の前で両手を組み、息を吸いながら前に伸ばしていく。息を吐きながら元に戻す。

E15 胸郭の側部を動かす

腕を反対側に伸ばすことで、胸郭の側部を重点的に動かします。屈伸・回旋・側屈をすることで正中からの柔軟な動きを引き出し、動きの幅を広げます。腕だけを伸ばそうとせず、肩甲骨から背中を開くイメージで行います。

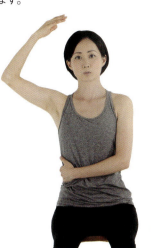

①右腕を上げ、左手で反対側の肋骨に手を添える。

②肋骨を外に押し出すようなイメージで側部を伸ばしていく。深呼吸をしながら、左手で胸郭の動きを感じる。反対側も同様に行う。

E16 腕の動きに合わせて胸郭を動かす

上肢を動かしながら肩甲骨の動きを引き出し、胸郭の動きもよくしていきます。腕を上げているときは息を吸い、腕を下ろすときはゆっくりと息を吐きましょう。

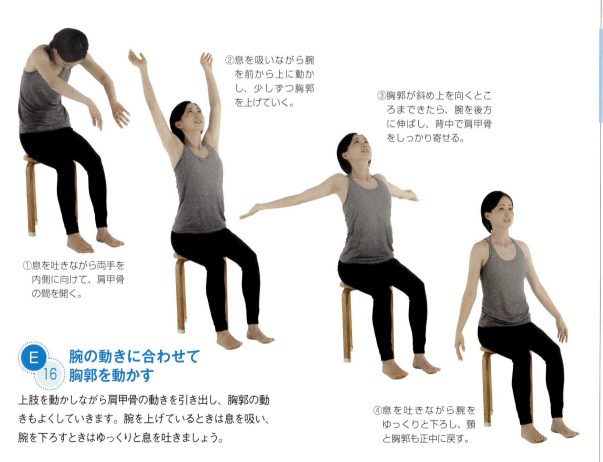

①息を吐きながら両手を内側に向けて、肩甲骨の間を開く。

②息を吸いながら腕を前から上に動かし、少しずつ胸郭を上げていく。

③胸郭が斜め上を向くところまできたら、腕を後方に伸ばし、背中で肩甲骨をしっかり寄せる。

④息を吐きながら腕をゆっくりと下ろし、頸と胸郭も正中に戻す。

呼吸しやすい骨盤をつくる

いい姿勢をつくるためには、骨盤を正しい位置で動かすことが重要です。骨盤の正しい動きを出すために、骨盤周りの筋をストレッチしていきます。息を吐きながら、突っ張り感があるところまでゆっくりと伸ばしていきましょう。

E17 もも裏（大腿後面）のストレッチ

もも裏の筋「ハムストリングス」を伸ばすストレッチです。

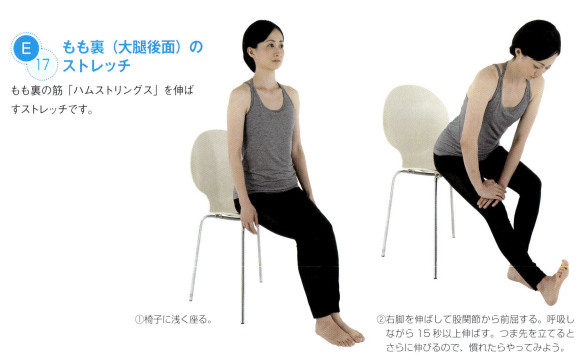

①椅子に浅く座る。

②右脚を伸ばして股関節から前屈する。呼吸しながら15秒以上伸ばす。つま先を立てるとさらに伸びるので、慣れたらやってみよう。

E18 股開きストレッチ

内転筋を伸ばすストレッチ。ももの内側に突っ張りを感じるところまで伸ばしましょう。

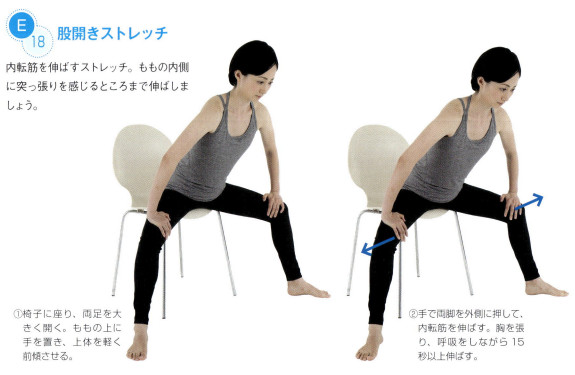

①椅子に座り、両足を大きく開く。ももの上に手を置き、上体を軽く前傾させる。

②手で両脚を外側に押して、内転筋を伸ばす。胸を張り、呼吸をしながら15秒以上伸ばす。

E19 股関節の内・外旋

股関節周囲の筋をほぐすストレッチです。股関節を内旋するときは骨盤が前傾し、外旋するときは後傾するので、内・外旋を繰り返すことで骨盤の筋がほぐれます。

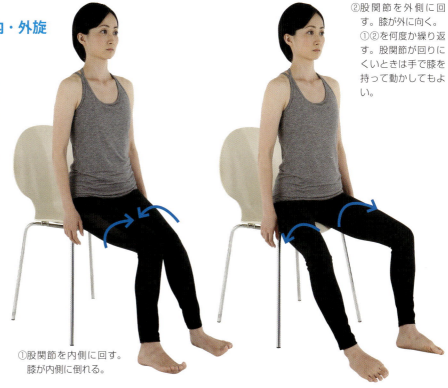

①股関節を内側に回す。膝が内側に倒れる。

②股関節を外側に回す。膝が外に向く。①②を何度か繰り返す。股関節が回りにくいときは手で膝を持って動かしてもよい。

E20 腹横筋を刺激する

下腹を締めることで、臍下の丹田（臍と恥骨稜の間、臍から5分の3の位置）のある腹横筋を刺激します。腹直筋の余計な力が抜けて、骨盤を前傾させやすくなります。

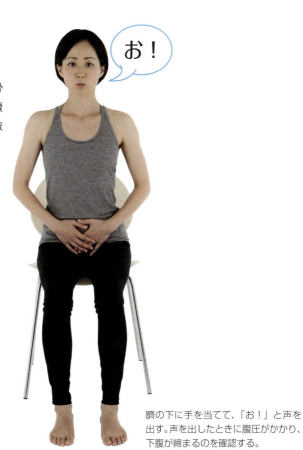

お！

臍の下に手を当てて、「お！」と声を出す。声を出したときに腹圧がかかり、下腹が締まるのを確認する。

2. 仰向けでの上下肢の運動

呼吸の次の段階は、胸郭と骨盤の安定です。まずは、重力の影響を受けにくい仰向けの姿勢から始めます。このトレーニングの目的は、体幹を通る正中線の位置を自分の身体で体感できるようにすることなので、脊柱（胸郭と骨盤部）が接するフォームローラーのような道具があると行いやすいでしょう。フォームローラーがない場合は、バスタオルを丸めて、輪ゴムで止めたものを使用してください。何もなければ、身体の正中線を意識しながら行うのでも構いません。

胸郭と骨盤を安定させるエクササイズ（基本）

正中面を体感するトレーニングです。呼吸をしながら、正中面に沿って胸が上下するのを感じます。脊柱の回旋（ねじれ）を起こさないように呼吸をして、胸郭と骨盤が近づいたり離れたりするのを感じます。転がらないようにバランスをとることで、体幹部の筋強化も図れます。

E21　正中面を意識する

正中面とは、身体を左右半分に切り分ける面です。呼吸しながら、正中面に沿って胸が上下するのを感じましょう。脊柱の回旋が入らないようにコントロールすることで、胸郭と骨盤の安定性が高まります。基本姿勢（①）がとれるようになったら、手足の動きを加えて（②以降）難度を上げていきましょう。

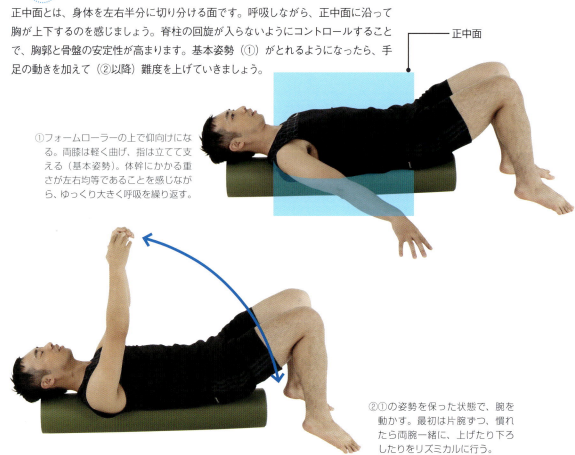

正中面

①フォームローラーの上で仰向けになる。両膝は軽く曲げ、指は立てて支える（基本姿勢）。体幹にかかる重さが左右均等であることを感じながら、ゆっくり大きく呼吸を繰り返す。

②①の姿勢を保った状態で、腕を動かす。最初は片腕ずつ、慣れたら両腕一緒に、上げたり下ろしたりをリズミカルに行う。

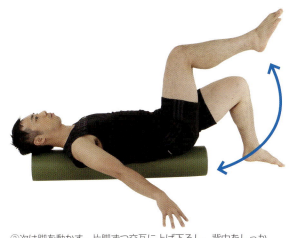
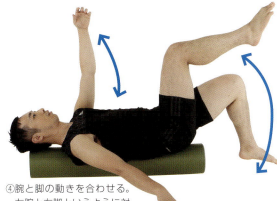

③次は脚を動かす。片脚ずつ交互に上げ下ろし。背中をしっかり広げ、鼠径部だけを動かすイメージで行う。

④腕と脚の動きを合わせる。左腕と右脚というように対角の腕と脚を上げて下ろす。慣れたら、両腕一緒に。

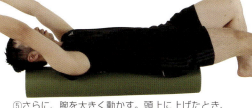
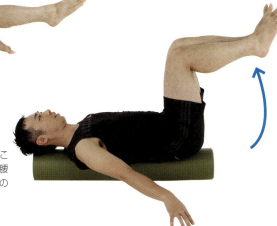

⑤さらに、腕を大きく動かす。頭上に上げたとき、下部肋骨が浮かないように注意する。脚も膝を伸ばして大きな可動域で動かす。

⑥腸腰筋を収縮させて股関節が直角になるところまで両脚を曲げる。骨盤が丸まったり、腰が反ったりしない範囲で行うこと。腕と脚の位置は別の角度に動かしても構わない。

胸郭と骨盤を安定させるエクササイズ（レベルアップ）

胸郭と骨盤を安定させるエクササイズのレベルアップバージョン。基本エクササイズができるようになったらチャレンジしてみましょう。

 E22 胸郭と骨盤のさらなる安定

頸を持ち上げたり、体幹をひねったり、不安定さが増す肢位で体幹の安定性を図っていきます。腹筋力も強化できます。

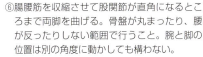
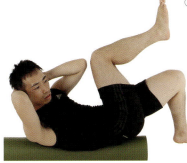

①頸を持ち上げ、膝を伸ばした右脚に近づける。肘を軽く緩め、肩と頸をすくめないように背中を広げる意識で行う。動作中は呼吸を止めないこと。

②両手を頭の後ろで組み、体幹を左右にひねる。ひねった側の脚を上げ顔と膝を近づける。顎を引かず、目線は遠くへ向けておく。

座位で四肢を動かす（基本姿勢）

寝た姿勢で正中面が意識できるようになったら、次の段階では体幹を起こします。寝た姿勢より重力を受けるので、さらに骨盤と胸郭の安定性が強化できます。

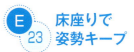

E23 床座りで姿勢キープ

姿勢を保ったまま上肢下肢の動きを加えていくエクササイズ。背中が丸まらないようしっかり保持しておくことがポイントです。

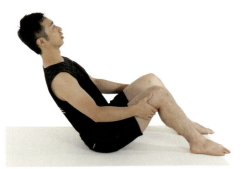

①坐骨を立てて座り、身体をやや後ろに倒す。足は安定する位置に置く。腸腰筋を働かせて、坐骨から頭頂まで一直線に保つ。頭部と胸郭を引き上げ、目線は遠くへ向ける。

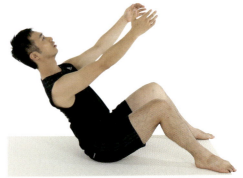

②①の姿勢を維持したまま、両手を上げる。このとき、肩をすくませないように注意。

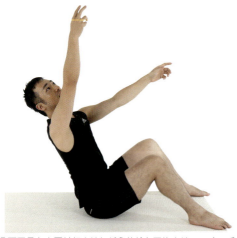

③肩甲骨を水平外転させながら体幹を回旋させていく。手は視線の中に残す。

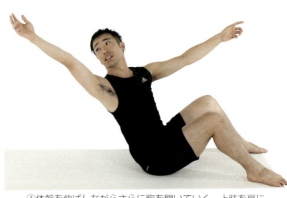

④体幹を伸ばしながらさらに胸を開いていく。上肢を肩につめないように注意しながら呼吸を続ける。

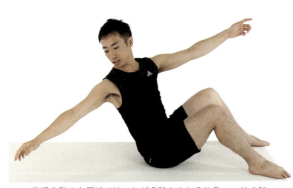

⑤手の動きを目線で追いながら腕を上から後ろへ。前の腕をしっかり伸ばし、体軸を意識すると強く回旋できる。

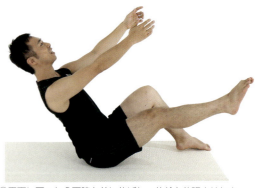

⑥正面に戻ったら両腕を前に伸ばし、体幹を伸張させたまま片足を上げる。

3. 寝返り

再び仰向けの姿勢に戻り、今度は寝返り姿勢で正中線を保つ練習を行っていきます。寝返りは、体幹の回旋に手足の動きを伴う動作なので、より正中線の意識が重要です。

寝返りで正中線を意識する

呼吸しながら胸が上下するのを意識する。頸と手足は身体の中心に引き込まず、外側に伸ばすイメージで行います。

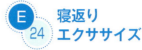

寝返りエクササイズ

体幹を左右に転がした不安定な姿勢で、正中線の意識を保つ練習です。呼吸を止めず、頸と手足を外側へ伸ばす意識で行います。慣れてきたら腕と脚の動きを大きくし、動作中は身体を内観し続けます。

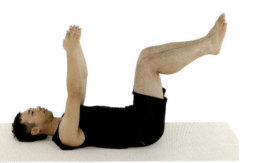

①仰向けになり、両腕と両脚を持ち上げる。

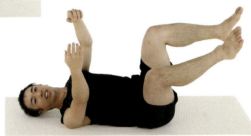

②①の姿勢を保ったまま右に身体をひねる。

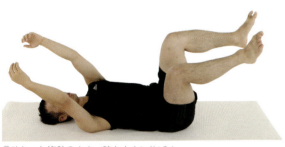

③ひねった姿勢のまま、腕を上方に伸ばす。

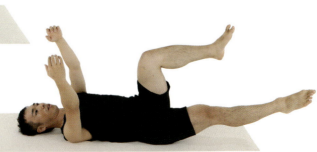

④慣れたら、脚も伸ばす。より不安定な状態になり、難度が上がる。正中面が感じられるようになったら、腕と脚の位置を自由に変えながらゆっくりとリズムよく動かしていく。

4. 四つんばい

重力をさらに受ける姿勢で胸郭と骨盤を安定させていきます。正中線が身体の真ん中にあることを確認して、呼吸運動から始めていきます。徐々に手足の動きを加えていき、矢状方向の刺激に対する難度を上げましょう。

四つんばいで胸郭と骨盤を安定させる

このトレーニングも正中面を体感することが目的です。快適でなめらかな動きを促すポイントもこれまでと同じ。「呼吸を止めない」「息を吸って身体の正中線の上下動を意識する」「頸と手足は身体の中心に引き込まず外側に伸ばす」を意識して行ってみましょう。

E25 フォームローラーを乗せる

背中にフォームローラーを乗せることで、左右のバランスを保つ練習ができます。フォームローラーが落ちたときは、まだバランスが保てていないので、繰り返し練習しましょう。腕と脚の動きが加わっても骨盤と胸郭の位置関係が変わらないようにします。

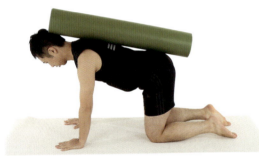
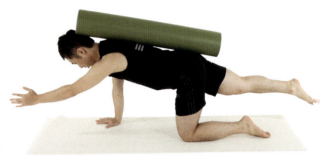

①四つんばいになり、背中にフォームローラーを乗せる。フォームローラーが落ちないように、体幹の正中線上に保つ。息を吸うとき正中面の伸びを意識し、吐くとき体幹の安定感を高める。

②①ができるようになったら腕と脚を片方ずつ伸ばす。最初は腕だけ、脚だけで行い、できるようになったら腕と脚を同時に動かす。

E26 フォームローラーに乗る

不安定な姿勢でバランスをとることが目的です。身体も起き上がり、さらに重力を受けた姿勢なのでより難度が高くなります。

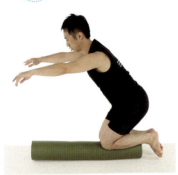
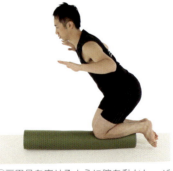
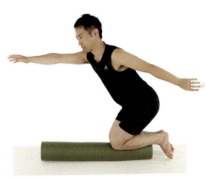

①両膝を揃えてフォームローラーの上に乗る。骨盤前傾を意識したまま、バランスを保ち、徐々に腕を上げていく。

②肩甲骨を寄せるように腕を動かし、バランスをとる。①と②を繰り返し、坐骨から頭頂までの背すじの伸長を意識する（引っ張り合うイメージ）。胸郭が斜め上へと引き上がるのを意識する。

③姿勢を崩さないように前の腕をしっかり伸ばし、体幹を回旋させる。

膝立ち位で上半身バランス

胸郭と骨盤が安定した位置で動かせるようになったら、次は膝立ち位で、身体の正中線を意識しながら行います。手足の動きを連動させながら体幹の正中線を保つ力と、矢状方向（前後）の刺激に対して体幹を維持できる力を養います。

E27 フォームローラーを頭に乗せる

重力に対し、しっかりとバランスを保っていられる力をつけていくエクササイズ。フォームローラーを頭に乗せることで、背すじ（脊柱）や正中線を伸ばす感覚が得やすくなる上、頭部の重さで不安定さが増すのでよりトレーニング効果が引き出せます。

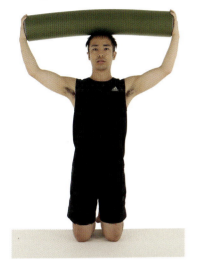 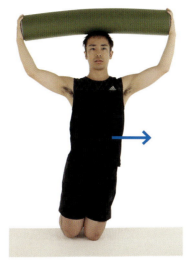 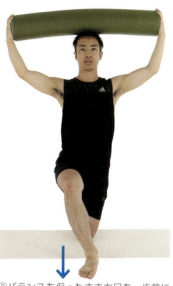

①フォームローラーを頭に乗せ、頭頂を垂直方向に伸ばす。肩甲骨を広げ、肘を外に伸ばすことで胸椎後弯を促す。内ももを寄せて、骨盤底を引き上げる。顎は引かないこと。

②体重を左に移動させる。①に戻ったら反対側も同様に行う。

③バランスを保ったまま右足を一歩前に出す。足は正中線の内側に置き、膝は外に向ける。重心が踵の少し前にくるように体重を乗せる。

E28 フォームローラーを手にもつ

体幹を回旋させながら、四肢の筋力を強化するエクササイズ。フォームローラーを手にもつことで、回旋するときに身体を平行に保ちやすくなります。また、負荷として、身体の安定性を高めることにもつながります。

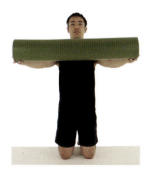 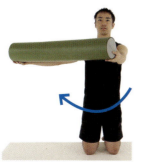 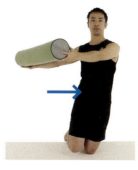 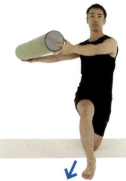

①身体の前でフォームローラーをもつ。フォームローラーが床と水平になるように上肢を保つ。

②①の姿勢を維持したまま、体幹を右に回旋する。

③体重を左に移動させながら、さらに回旋する。体幹は伸ばしたまま。

④腕の位置は変えずに、右足を一歩前に出す。姿勢が崩れないようにコントロールする。

5. 座位

体幹が重力の影響を受ける座位姿勢で、胸郭と骨盤を安定させていきます。フォームローラーを使用しないので、自分自身で重心の位置を感じられるように練習します。

座って上半身バランス

体幹の重心を通る線を意識し、これを保ったまま呼吸から始め、手足の動きを加え、回旋動作を入れて難度を上げていきます。息を吸いながら、体幹の伸びを意識します。背中が丸くならないように注意しましょう。

 座位での体幹回旋 重力に対して正しい姿勢が保持できる体幹の力を強化します。リズムよく行い、姿勢が崩れないように注意しましょう。

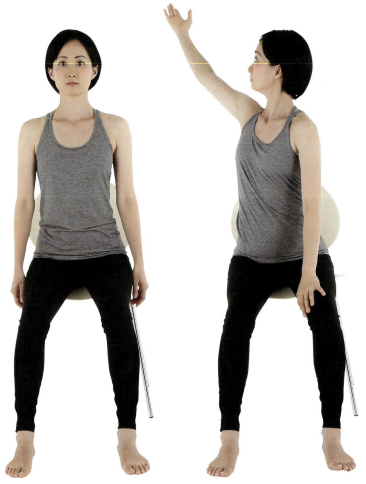

①椅子に座り、真っすぐな体幹を意識する。

②体幹の伸びを意識しながら、上肢を使って体幹を回旋させていく。視野の中に手が入るようにゆっくりと行う。

E 30　上肢を使って体幹運動

腹部を伸張させていくエクササイズ。呼吸を止めないでダイナミックに行います。

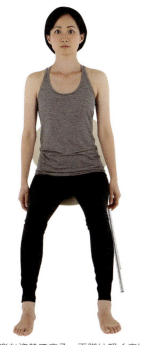
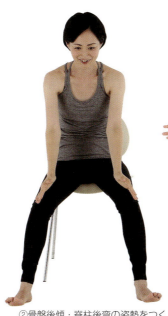
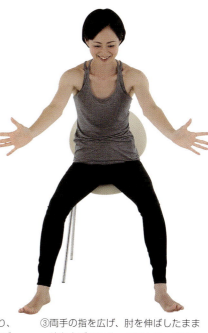

①楽な姿勢で座る。両脚は軽く広げ、両腕は自然に下ろす。この姿勢で呼吸を整える。

②骨盤後傾・脊柱後弯の姿勢をつくり、身体の前で両腕を伸ばす。肘は伸ばしたまま。

③両手の指を広げ、肘を伸ばしたまま腕を上げていく。このとき、骨盤も前傾させ、胸郭を中心に脊柱が波打つように体幹を動かしていく。

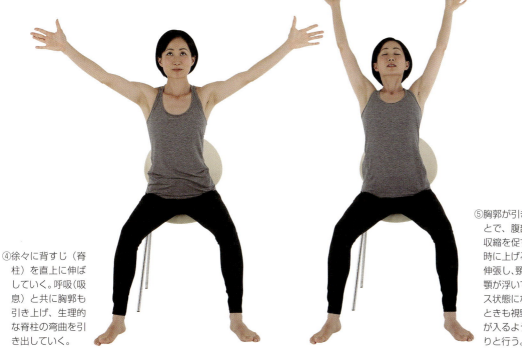

④徐々に背すじ（脊柱）を直上に伸ばしていく。呼吸（吸息）と共に胸郭も引き上げ、生理的な脊柱の弯曲を引き出していく。

⑤胸郭が引き上がることで、腹部の遠心性収縮を促す。腕を同時に上げると、より伸張し、頸部が伸び、顎が浮いてリラックス状態になる。このときも視野の中に手が入るようにゆっくりと行う。

6. 立位（立ち上がり）

　全身が重力の影響を受ける姿勢で、体幹を安定させながら両足で体重を支えるトレーニングを行います。重心の位置を意識して呼吸から始め、手足の動きを加え、難度を上げていきます。自分自身で重心の位置や重力のかかり具合を感じていきましょう。

立位で重心の位置を感じる

　重心の位置を感じ、重力が足に下りてくる感覚を得ることが目的です。身体の前後左右のバランスをとるように、筋の緊張がまんべんなく同じであるように姿勢を動かしていくことがポイントです。

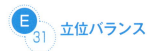立位バランス

足部、骨盤、胸郭、頸部の総合的な協調を図るエクササイズ。背中が丸くなったり、頸部を引き込み過ぎるとつま先や踵が上がらないので注意して行いましょう。

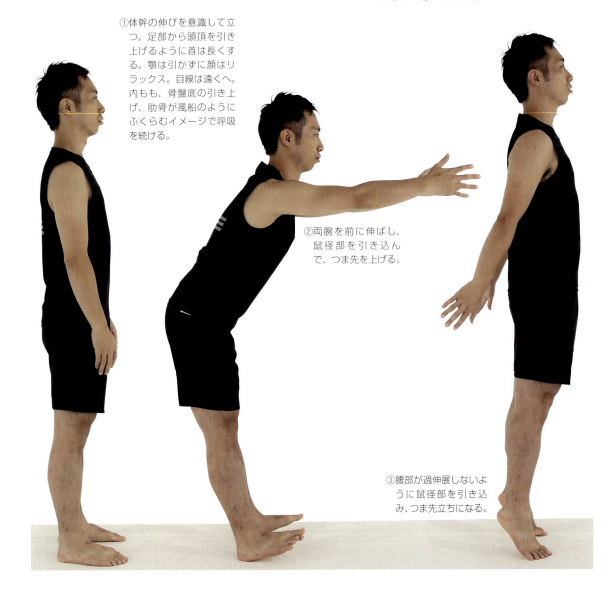

①体幹の伸びを意識して立つ。足部から頭頂を引き上げるように首は長くする。顎は引かずに顔はリラックス。目線は遠くへ。内もも、骨盤底の引き上げ、肋骨が風船のようにふくらむイメージで呼吸を続ける。

②両腕を前に伸ばし、鼠径部を引き込んで、つま先を上げる。

③腰部が過伸展しないように鼠径部を引き込み、つま先立ちになる。

E32 フォームローラーに乗る

四肢を動かしても立位でのバランスがとれるように、筋を協調させます。フォームローラーに乗ることで、より足底の感覚が分かりやすくなり、姿勢を意識することができます。背すじの伸長を意識することで体幹を安定させます。

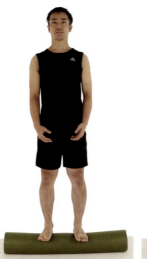

①フォームローラーの上に踵の前方（外果前方）を頂点として立ち、片脚を浮かす。視線は前方、膝は軽く緩める。足趾は軽く伸展し、にぎらないようにする。

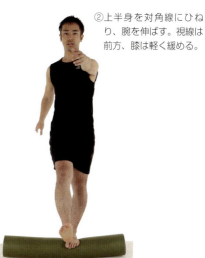

②上半身を対角線にひねり、腕を伸ばす。視線は前方、膝は軽く緩める。

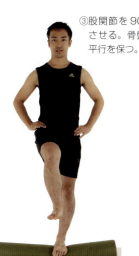

③股関節を90度屈曲させる。骨盤は床と平行を保つ。

④股関節を外側から内側へ円を描くように回旋させる。可能であればリズムよく左右繰り返す。

⑤両腕を挙上し、左右へ重心移動する。このとき土踏まずを引き上げる（特に外側アーチ）。

E33 複合動作

背すじを伸ばしながら体幹と四肢をさまざまな方向に動かし、立位のバランス力を強化します。肩の力を抜き、呼息で重心を感じます。動きに慣れたら閉眼で行ってみましょう。

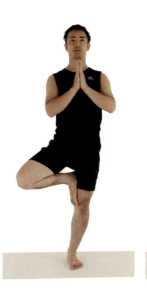

①片足立ちで両手を胸の前で合掌。背すじを伸ばし、片足を膝に。不安定な場合は壁を背に、足の位置も下げる。

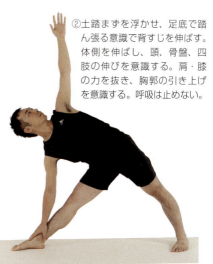

②土踏まずを浮かせ、足底で踏ん張る意識で背すじを伸ばす。体側を伸ばし、頭、骨盤、四肢の伸びを意識する。肩・膝の力を抜き、胸郭の引き上げを意識する。呼吸は止めない。

✅ チェック

　各ポジションで行ったトレーニングが動的にスムースに連動して行えているかをチェックしましょう！　ここでは、立ち上がりと歩行動作で、どれだけなめらかに立ち上がれているか動作の連続性を確認します。check4までクリアできたら、最終段階の「7.歩行」（次ページ）へ移行しましょう。できていなければ、6までのエクササイズ（p.160〜173）を繰り返し練習しましょう。

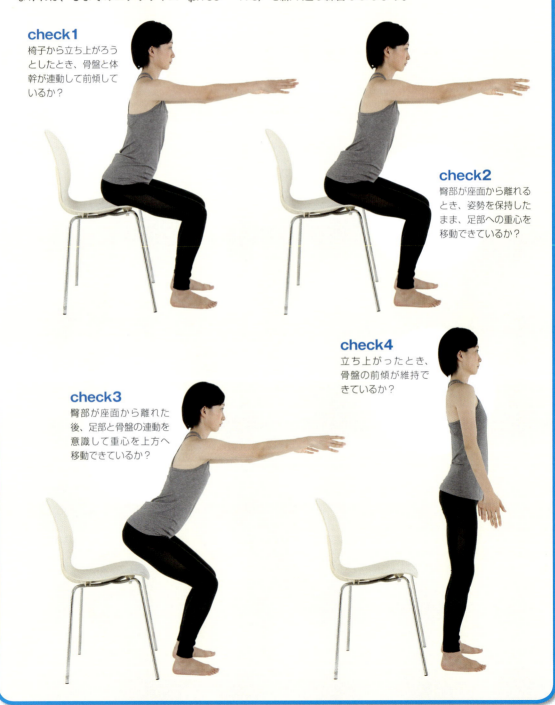

check1
椅子から立ち上がろうとしたとき、骨盤と体幹が連動して前傾しているか？

check2
臀部が座面から離れるとき、姿勢を保持したまま、足部への重心を移動できているか？

check3
臀部が座面から離れた後、足部と骨盤の連動を意識して重心を上方へ移動できているか？

check4
立ち上がったとき、骨盤の前傾が維持できているか？

7. 歩行

発達段階の最終ゴールは「歩行」です。歩くという基本動作には、p.159で挙げた6つの要素が含まれています。これらの要素が協調し、連続性をもって行えることが、ここでの目的です。

スムースな歩行動作

抗重力姿勢の中でスムースに動作が行えるように練習していきます。ポイントは、上肢の振りの左右差を確認し、それを修正していくことです。また、前からみたときの骨盤の左右差の違いも確認し、動きの中で改善していきましょう。横からみたときは、重心軸の移動がスムースであることも重要です。

 リズミカルに歩く

歩く動作はバラバラの動きが合体して一連の動作として行っています。リズミカルに歩くことで、一連の動作として覚えることができ、滑らかに行えるようになります。①〜⑥のポイントを確認したら、あとはリズムよく行えるように練習しましょう。

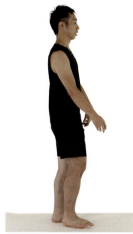

①左半身に徐々に体重を移し、右腕を振り出す準備をする（スタート姿勢）。

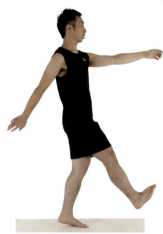

②左脚に体重を乗せ、右脚を上げる。脚の動きに伴って腕も自然に振る。

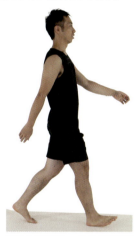

③踵から着地し、体重が前に移動する。

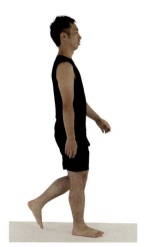

④重心が最も高い位置になる。

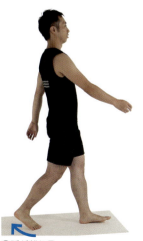

⑤踵が離れる。

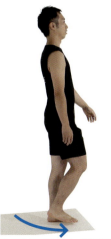

⑥つま先が離れて、前に振り出す。

脳へのリハビリ

このパートでは、脳のリハビリテーションに用いられる
簡単なエクササイズを紹介します。

手先・足先の経路を鍛える

　身体が動くことによって脳は信号を受け取り、その動作に対して調整を行っています。こうした脳の調整機能は、「①脳神経・体幹・四肢近位の経路」と「②手先・足先の経路」の2種類あります。①はp.160〜175で、すでにトレーニング方法を紹介しました。

　ここからは、「②手先・足先の経路」を鍛えるトレーニングを紹介していきます。パフォーマンスを向上させるには、①と②の両経路をバランスよく動かすことが鍵になってきます。

表情筋を緩める

　手先・足先の経路を鍛えるトレーニングを行う前に、顔面の筋肉をマッサージします。手を使うことで手先の経路を刺激します。また、マッサージすることで交感神経の緊張が緩み、全身がリラックスするからです。まずは筋の緊張を取っておき、そこに適切な刺激を入れていきましょう。

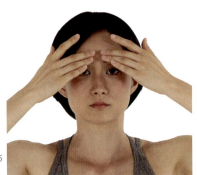
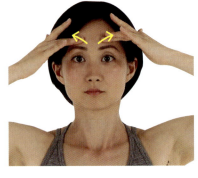

①眉頭を下から上外側へ持ち上げる。

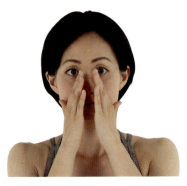
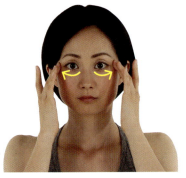

②目頭から目尻に向かってほぐす。

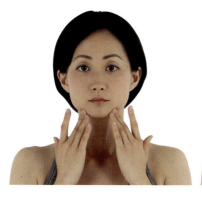
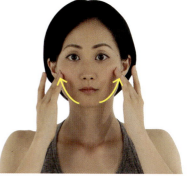

③下顎から頬骨に向けてほぐす。

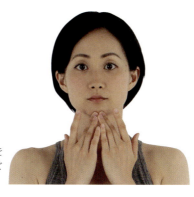
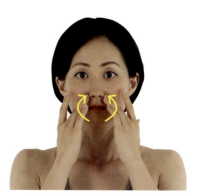

④下唇下から口のまわりを、円を描くようにして、上唇までほぐす。

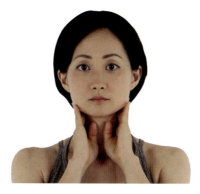
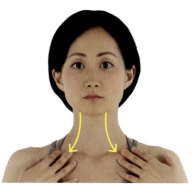

⑤顎から鎖骨に向けてほぐす。

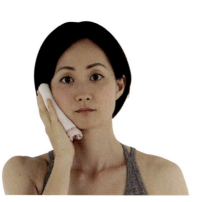

⑥タオルなどを使用して、顔を温熱で温めてほぐすのもよい。

脳神経と脳を同時に鍛える

　脳神経と脳を同時に鍛えていくエクササイズです。ボールなどの道具を使うことで、手のひらの筋の協調性も高めることができます。

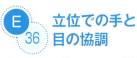

立位での手と目の協調

ボールを目で追うことで、脳神経と脳を鍛えていきます。できるだけ正確に、リズミカルに。

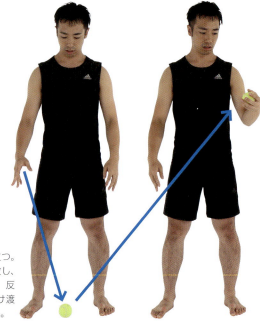

①ボールを持って立つ。ボールを手から放し、バウンドさせる。反対側に適切に受け渡せる強さで投げる。

②ボールがバウンドするのを目で追い続ける。タイミングよく左手で受け取り、そのままリズムよく反対側にバウンドさせる。より速く、より正確にできることを目指す。

お手玉をする

ボールを2個使って、お手玉の要領でボールを動かしていくエクササイズ。手と目の動きを協調させることで、脳神経と脳を鍛えていきます。

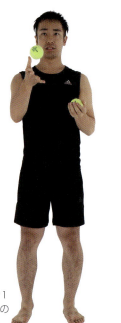

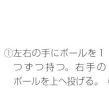

①左右の手にボールを1つずつ持つ。右手のボールを上へ投げる。

②ボールを目で追いつつ、左手のボールを右手に受け渡す。

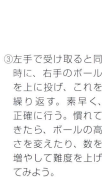
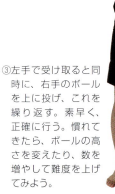

③左手で受け取ると同時に、右手のボールを上に投げ、これを繰り返す。素早く、正確に行う。慣れてきたら、ボールの高さを変えたり、数を増やして難度を上げてみよう。

E38 目と上肢と体幹の協調性

今度は大きなボールで行い、重力に対しての負荷を上げていきます。少しボールが大きくなり、ボールを前から上に投げて背中でキャッチすることで、空間認識力も鍛えられます。

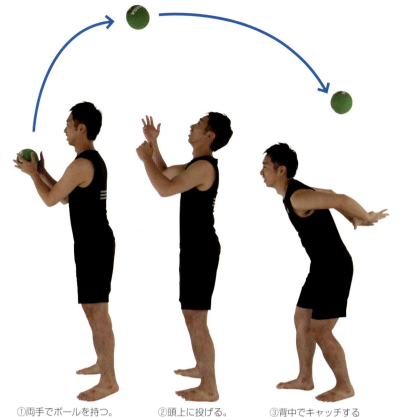

①両手でボールを持つ。　②頭上に投げる。　③背中でキャッチする

E39 上肢と下肢と体幹の協調性

体幹の姿勢を維持しながら、手と足と目の動きを協調させるエクササイズ。リズミカルに行うことがポイントです。姿勢が崩れてきたらそこで終了します。

①右脚を大きく一歩踏み出し、左手にボールを持って構える。

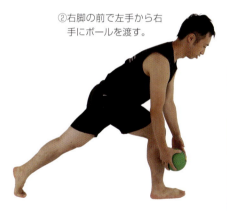

②右脚の前で左手から右手にボールを渡す。

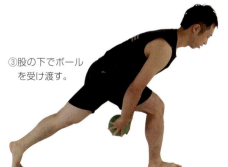

③股の下でボールを受け渡す。

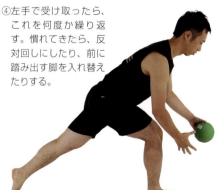

④左手で受け取ったら、これを何度か繰り返す。慣れてきたら、反対回しにしたり、前に踏み出す脚を入れ替えたりする。

発展エクササイズ

前に大きく一歩踏み出してから股下でボールを回したら、出した脚を戻して元の姿勢に返る。これを繰り返す。

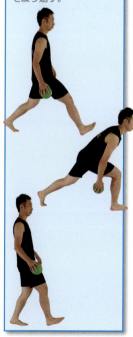

E40 目と下肢（近位）と体幹の協調性

大腿でリフティングをします。片脚立位になるため、バランス感覚も強化されます。

大腿でボールをリフティングする。手や顎はできるだけリラックス。目でボールを追い、体幹の姿勢を崩すことなく、左右の脚で交互に行う。

E41 目と下肢（遠位）と体幹の協調性（上下）

下腿でリフティングをします。足部でのコントロールのため、巧緻性が求められます。ボールと目の距離が離れるため、空間把握力が養われます。

足背で止めた状態からスタート。蹴る力をコントロールしながら。最初は右足、慣れてきたら左足、さらに両方交互に行う。

E42 目と下肢（遠位）と体幹の協調性（左右）

ドリブルをします。体幹がぶれることなく、足裏でボールをコントロールする力を身につけます。

①左足底でボールを触り、そのまま左へサイドステップ。

②右足底でボールを触り、そのまま右へサイドステップ。これをリズムよく繰り返す。

E43 話しながら歩く

脳神経（迷走神経）と歩行（総合動作）の協調性を図るエクササイズ。固有名詞を想起しながら、歩行がスムースに行えるように練習しましょう。

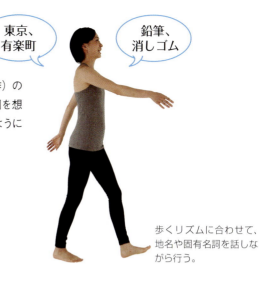

「東京、有楽町」「鉛筆、消しゴム」

歩くリズムに合わせて、地名や固有名詞を話しながら行う。

E44 リズムに合わせて手足を動かす①

耳と身体の協調性を図るエクササイズ。固有名詞（野菜の名前など）を声に出しながら、リズミカルに手足を動かしましょう。

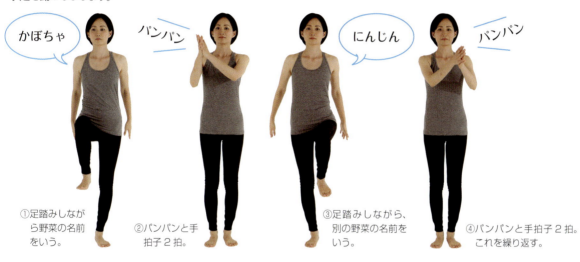

「かぼちゃ」「パンパン」「にんじん」「パンパン」

①足踏みしながら野菜の名前をいう。
②パンパンと手拍子2拍。
③足踏みしながら、別の野菜の名前をいう。
④パンパンと手拍子2拍。これを繰り返す。

E45 リズムに合わせて手足を動かす②

耳と身体の協調性を図るエクササイズ。2ビート、4ビート、8ビートでリズムを変えたり、慣れてきたら、裏拍子でリズムをとったり、手足を同時に動かしたり、眼を閉じて行ったりしてみましょう。

ビート
- 2ビート：イチ・ニ、イチ・ニ…、またはタ～ン・タ～ン、タ～ン・タ～ン
- 4ビート：イチ・ニ・サン・シ、イチ・ニ・サン・シ…、またはタン・タン・タン・タン
- 8ビート：イチ・ニ・サン・シ・ゴ・ロク・シチ・ハチ…、またはタ・タ・タ・タ・タ・タ・タ・タ

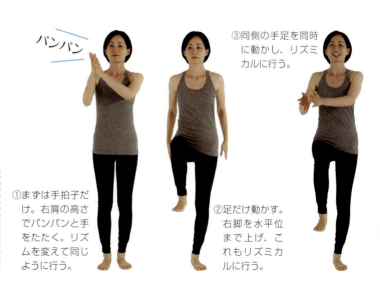

「パンパン」

①まずは手拍子だけ。右肩の高さでパンパンと手をたたく。リズムを変えて同じように行う。
②足だけ動かす。右脚を水平位まで上げ、これもリズミカルに行う。
③同側の手足を同時に動かし、リズミカルに行う。

索引

和文索引

【う】
運動障害 ... 141
運動失調 ... 141
運動野 ... 120

【え】
延髄 ... 10、12、39
S状静脈洞 ... 66

【お】
オリーブ核 ... 39
横静脈洞 ... 66
温中枢 ... 140

【か】
可塑性 ... 144
顆粒細胞 ... 8
灰白質 ... 6
海馬 ... 24
海綿静脈洞 ... 66
外側溝 ... 16
外転神経 ... 72、75、152
外套 ... 20
概日リズム ... 92
滑車神経 ... 72、75、152
感覚器 ... 118
感覚障害 ... 141
感覚神経 ... 88
間脳 ... 10、12、28
顔面神経 ... 72、78、154

【き】
記憶 ... 132
利き手変換 ... 148
希突起膠細胞
（オリゴデンドログリア） ... 9、96
嗅覚野 ... 121
嗅神経 ... 72、73、150
嗅脳 ... 22
求心路 ... 109
橋 ... 10、12、38
胸神経 ... 51
胸髄 ... 55

【く】
くも膜 ... 7、62

クラーク核 ... 53
グリア細胞 ... 9、96

【け】
けいれん ... 139
頸神経 ... 51
頸髄 ... 55
頸静脈孔 ... 66
言語野 ... 121

【こ】
こり ... 140
呼吸運動 ... 117、160
固有感覚 ... 118
孤束 ... 39
後角 ... 53
交感神経 ... 91
高次脳機能 ... 128
高次脳機能障害 ... 128
後大脳動脈 ... 64
後頭葉 ... 16
後脳胞（菱脳胞） ... 11
硬膜 ... 7、62
硬膜静脈洞 ... 66
後索路 ... 105
黒質 ... 37

【さ】
坐骨神経痛 ... 139
三叉神経 ... 72、76、154
三叉神経脊髄路 ... 107

【し】
シナプス伝達 ... 98
しびれ ... 139
視覚野 ... 121
篩骨 ... 67
視床 ... 28
視床脳 ... 28、30
視床上部 ... 30
視床下部 ... 32
視神経 ... 72、74、151
自律神経 ... 91
小膠細胞（ミクログリア） ... 9、96
小脳 ... 10、12、42
小脳横裂 ... 15
小脳脚 ... 42
小脳テント ... 15

上衣細胞 ... 9
上小脳動脈 ... 64
上矢状静脈洞 ... 66
神経系 ... 3、70
神経管 ... 11
神経細胞 ... 8、94
神経膠細胞 ... 9、96
深部感覚 ... 90

【す】
錐体細胞 ... 8
錐体外路系 ... 87、102
錐体路（系） ... 39、86、101
睡眠 ... 130
髄質 ... 6
髄膜 ... 7、62

【せ】
星状膠細胞
（アストログリア） ... 9、96
舌咽神経 ... 72、80、156
舌下神経 ... 83、156、157
脊髄 ... 50、55
脊髄上昇 ... 57
脊髄神経 ... 70、84
脊髄節 ... 55、56
脊髄視床路 ... 104
脊髄小脳路 ... 106
脊髄反射 ... 110
仙骨神経 ... 51
仙髄 ... 55
赤核 ... 37
前角 ... 53
前下小脳動脈 ... 64
前障 ... 27
前脊髄動脈 ... 64
前大脳動脈 ... 64
前頭骨 ... 67
前脳胞 ... 11
前頭葉 ... 16

【そ】
臓性運動性（遠心路） ... 108
側角（側柱） ... 53
側頭葉 ... 16
側頭骨 ... 67

【た】
体性運動神経 86
体性感覚 89
体性感覚野 120
大脳（大脳半球、終脳） 10、12、14
大脳回 16
大脳鎌 15
大脳基底核 26
大脳脚 36
大脳溝 16
大脳縦裂 15
大脳皮質 20
大脳辺縁系 25

【ち】
中間帯 53
中心溝 16
中枢神経 3、70
中脳 10、12、36
中脳蓋 37
中脳水道 37、58
中脳胞 11
中大脳動脈 64
直静脈洞 66
蝶形骨 67
跳躍伝導 98
聴覚野 121

【つ】
椎骨動脈 64

【て】
伝達 97
伝導 97
伝導路 100

【と】
頭蓋 67
頭頂後頭溝 16
頭頂骨 67
頭頂葉 16
透明中隔 23
島（島葉） 16、18
動眼神経 72、74、152
動脈灌流領域 64
特殊感覚 90

【な】
軟膜 7、62
内頸動脈 64
内耳神経 72、79、156
内側縦束 37、39
内臓感覚 90

【に】
ニューロン 8、94
ニューログリア 9

【の】
脳幹 12、34
脳幹反射 110
脳弓 23
脳血管障害 143
脳室系 58
脳神経 70、72
脳神経核 37、41
脳脊髄液 60
脳性麻痺 143
脳頭蓋 67
脳底動脈 64
脳梁 22

【は】
白質 6
馬尾 50
反射弓 110

【ひ】
被蓋 37
皮質 6
尾骨神経 51
尾状核 27
尾髄 55
表在感覚 89

【ふ】
ブロードマンの脳地図 119
副神経 72、83、157
副交感神経 91
プルキンエ細胞 8
吻合 64

【へ】
ベル・マジャンディの法則 54
辺縁葉 16、19

扁桃体 27

【ほ】
ホムンクルス 120
ホメオスタシス 92
紡錘細胞 8

【ま】
末梢神経 3、70、71
脈絡叢 9

【み】
味覚野 121

【む】
むち打ち 143

【め】
迷走神経 72、81、156
迷路動脈 64

【も】
網様体 37、41

【よ】
葉 16
腰神経 51
腰髄 55

【り】
リハビリテーション 146

【れ】
レックスの10層 53
レンズ核 27
冷中枢 140
連合野 129

欧文索引
ballism 30
Broca 121
hemiballism 30
Luys核 30
Papez 24、132
VPL核 104
Wernicke 121
Yakovlev 132

用語解説

❶ 学名（Binomen、Scientific name）
生物（動物、植物）の名前に付けられた世界共通の名称で、ラテン語で表記します。日本では、カタカナで発音通りに表記しています。たとえば、人類を意味する「Homo sapiens」は「ホモ・サピエンス」と表記されます。「ヒト」は、生物学上の和名（日本の名前）になります。「ヒト／人／人間」は、使う文字によって意味する内容が違ってきます。

❷ 解剖学用語（TA：Terminologia Anatomica）
解剖学用語も世界共通の名称がラテン語で定められ、近年は英語が併記されています。日本の解剖学用語はこのTAに準じて日本解剖学会用語委員会で制定されています。学名は時々見直され、変更されることがありますので注意が必要です。日本語は言葉だけでなく、漢字の字体も変わりますが、旧字体、新字体どちらの使用も認められています。たとえば、鈎（鉤）、頸（頚）、弯（彎）、臍（脐）、傍（旁）、鼡（鼠）などほかにもたくさんあります。

❸ 支持基底面（BOS：base of support）
体重や重力により圧を感じることができる身体表面（支持面）とその間にできる底面のことをいう、と定義されています。たとえば、立位閉脚姿勢の場合、両足の外周に沿って得られる不定形の面が「BOS」です。片足立ちだとBOSは狭くなり、両脚を横や斜め前後に広げるとBOSも大きくなります。重心線がこのBOSの範囲内にあれば、身体は倒れず安定していますが、重心線がBOSからはみ出ると、身体ははみ出た方向に倒れます。歩行や走行では、この重心線の移動をうまく使い、転倒する前に次の一歩、次の一歩と足を出して進んでいます。

❹ Papezの回路とYakovlevの回路
機能的解釈には見直しが求められている閉鎖回路なのですが、記憶と情動のいずれにも出てくる回路です。Papezの回路は、視床下部を含む情動回路で、海馬体→脳弓→乳頭体（視床下部）→視床前核→帯状回→海馬傍海・嗅内野→海馬という、海馬に始まり海馬に戻ってくる回路です。Yakovlevの回路（基底・外側回路）は、扁桃体→視床背内側核→前頭葉眼窩皮質後方→側頭葉皮質前方→扁桃体（あるいは側頭葉皮質前方部をスタートして扁桃体を経由してここに戻る）という回路です。

❺ 筋と筋肉
どちらも英語表意では「muscle」です。使い分けは特に定められていませんが、器官あるいは組織レベルで論じる場合は、「筋」「筋細胞（筋線維）」「筋組織」と称されています。「筋肉」は、古い時代は皮下脂肪を含む軟部組織の「肉」と区別する表現として用いられていた言葉ですが、「解剖学用語は、原則音読み」という約束になっているので、これに準じて自然と「スジニク」から「キンニク」へ読み方が変化してきたものと考えられます。ちなみに「スジ（筋）」とは「道」「通り」という意味です。

❻ 軸と軸つくり
軸は、「回転運動の中心となる棒」が本来の意味です。解剖学で「軸」という言葉は、第2頸椎（軸椎）にしかありません。身体活動において「軸」「軸をつくれ」「軸を意識して」といわれるときの「軸」は、「自分で意識してつくるもの」ではなく、他者からみて「まるで身体の中に軸が入っているようにみえるもの」です。洗練された、無駄のない動きができるようになると、身体の軸は自然にできてきます。

Profile

竹内 京子

(一財) 健康教育学研究所理事長。博士（医学）。東京医科大学人体構造学分野客員研究員。帝京平成大学・院・健康科学研究科非常勤講師。
東京教育大学体育学部健康教育学科卒業後、同大学院体育学研究科修士課程修了（健康教育学専攻応用解剖学専修）。夫の留学に伴い渡米、一年間の滞米生活を満喫して帰国後、防衛医科大学校に勤務。解剖学第一講座（現再生発生学）の助手・指定講師を経て帝京平成大学ヒューマンケア学部教授を務め、2016年3月定年退職。4月より現職。応用解剖学者。

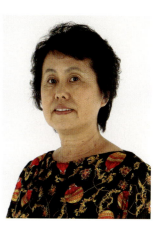

Staff

運動監修	石田 輝樹
撮影	樽川 智亜希
ヘアメイク	廣川 亜弥
モデル	保坂 知宏、難波 志乃
3DCGイラスト	細貝 駿（有限会社ラウンドフラット）
解剖イラスト	昆 工（スタジオ・コア）
挿し絵	なかがわ みさこ（CREATOR M'）
デザイン	上筋 英彌、上筋 佳代子（アップライン株式会社）
編集	伊藤 康子

参考資料

「読んでわかる解剖生理学―テキスト」竹内修二 著（医学教育出版社）
「生理学 第2版」佐藤優子、佐藤昭夫 他著（医歯薬出版）
「解剖学（分担）2」平沢興、岡本道雄 著（金原出版）
「英語 autonomic 15. Gray's Anatomy」
「解剖学用語 改訂13版」日本解剖学会 監修（医学書院）2007
「カラー人体解剖学構造と機能：ミクロからマクロまで」F.H. マティーニ 他 著、井上貴央 監訳（西村書店）
「カンデル神経科学」金澤 一郎 他 監修（メディカルサイエンスインターナショナル）2014
「トートラ 人体の構造と機能 第4版（原著13版）」桑木共之 他訳（丸善出版）2012
「標準組織学 総論 第4版」藤田恒夫、藤田尚夫 著（医学書院）2002
「標準組織学 各論 第1版 10刷」藤田恒夫、藤田尚夫 著（医学書院）1976
「Carpenter's Human Neuroanatomy, 9th」ed, Parent André, Williams & Wilkins, 1996
「新・病態生理 できった内科学 7 神経疾患 第3版」村川裕二 監修（医学教育出版社）2011
「解剖学（標準理学療法学・作業療法学 専門基礎分野）第4版」野村嶬 編集（医学書院）2015
「神経内科学（標準理学療法学・作業療法学 専門基礎分野）第4版」川平和美 編集（医学書院）2014
「Lehrbuch und atlas der Anatomie Des Menschen BAND II（Rauber-Kopsh）」
「Fr. Kopsch（Friedrich Wilhelm Teodor Kopsch）19版」1955
「意識はいつ生まれるのか」（Marcello Massimini & Giulio Tononi）花本知子 訳（亜紀書房）2015
「記憶のしくみ 上・下」（LR Squire &ER Kandel）小西史朗、桐野豊 監修（講談社）2013
「筋の科学事典―構造・機能・運動」福永哲夫 編（朝倉書店）2002

脳ナビ

定価はカバーに表示してあります。

2017年3月3日　第1版第1刷発行

著　　者　竹内京子
発　行　者　有松敏樹
印刷・製本所　アート印刷株式会社

発行所

株式会社　医学教育出版社
東京都港区芝3-3-15　芝MONTビル
電話 03(3454)1874(代)　〒105-0014
URL http://www.igakukyoiku.co.jp
振替口座　00110-8-57953

落丁・乱丁本はお取り替えいたします。

〈検印省略〉　　　©2017 by Igaku-Kyoiku Shuppansha, Printed in Japan
ISBN978-4-87163-473-1